「歩き」を正せば痛みが消える！
ケガ知らず！

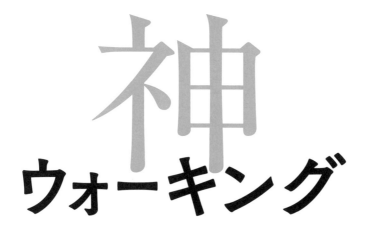

神ウォーキング

アスレチックトレーナー
佐藤義人
Yoshihito Sato

KADOKAWA

はじめに

こんにちは。アスレチックトレーナーで鍼灸師《しんきゅうし》の佐藤義人です。

私は日々、京都府にある『SATO.SPORTS』という治療院兼トレーニングジム施設で、体の痛みやケガの治療、トレーニングの指導などを行っています。

開業から早や20年以上が経ち、治療やトレーニングを通じて延べ10万人以上の方々と接してきましたが、**最近とくに気になっているのが「姿勢の崩れ」**です。

なかでも若年層に急増している「歩く姿勢（歩く動作）」の崩れは非常に気がかりです。

ケガの治療で『SATO.SPORTS』を訪れる人は年々増えていますが、その方々を見ると、若者に限らず、ほぼ全員が正しく歩けていません。

そうした現実に直面するにつけ、みなさんが悩んでいるケガや痛みの遠因には「歩く姿勢の崩れ」があるのではないか、そう思えてくるのです。

では、改めてお聞きしましょう。みなさんは「正しく」歩けていますか。

「歩き方なんて、そんなに特別なものじゃないだろう」
「足を踏み出して、手を振って歩く。ほかに何があるの？」
——そんな声が聞こえてきそうです。

歩くことは、誰もが普段から無意識に行っている日常的な動作なだけに、「正しい姿勢や歩き方」とは何なのかと問われると意外に知らないもの。また、歩いている姿を客観的に見る機会もなかなかないので、「自分は正しく歩けているか」わかりにくいものです。

試しに、ご自身の歩き方をチェックしてみてください。自分では確認しにくいので、誰かにスマートフォンで撮影してもらうといいでしょう。

ひょっとして、左ページのイラストのような歩き方になっていませんか？

自分ではもっと姿勢よく、スムーズに歩けているつもりでも、現実は背中が丸まったり、首が前に突き出たりした「悪い歩き方」になっている人が非常に多くいらっしゃいます。**その悪い歩き方が原因で「歩くと腰やひざが痛くなる」**人も少なくありません。


歩くことが体にいいというのは、あくまで「正しい歩き方」で歩いた場合のこと。正しい歩き方を続けていれば健康効果も期待できるのですが、間違った歩き方がクセになってしまうと、歩くことによって逆に、体にさまざまな不調を来してしまいます。

正しく歩けば全身の骨と筋肉に「いい刺激」が与えられ、歩き方が悪いと全身に**「ダメージ」**が加わります。私たちは、少ない人でも1日に5000歩、多い

悪い歩き方

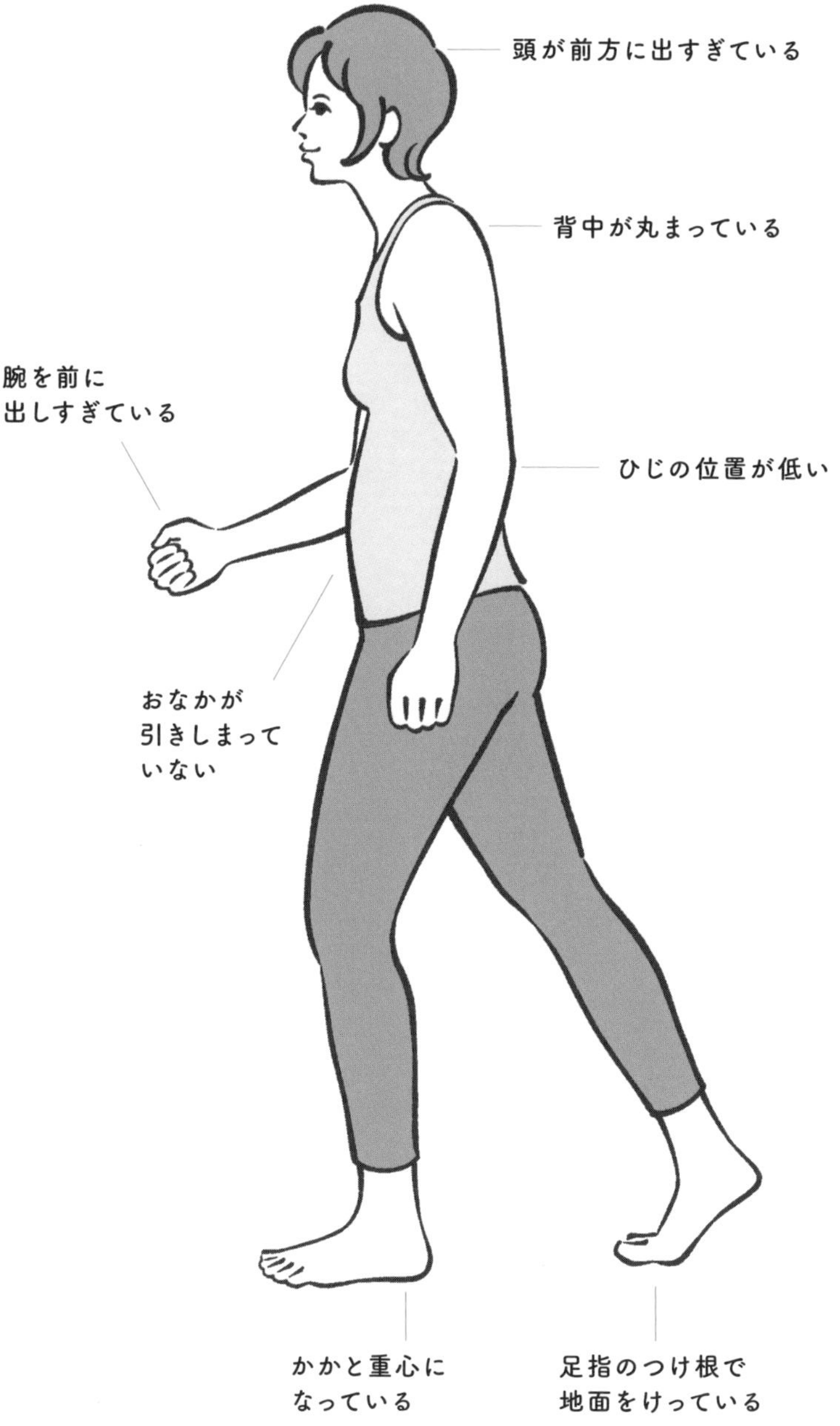
頭が前方に出すぎている
背中が丸まっている
腕を前に
出しすぎている
ひじの位置が低い
おなかが
引きしまって
いない
かかと重心に
なっている
足指のつけ根で
地面をけっている

人なら1万歩以上歩いています。もし悪い歩き方で1年365日歩き続けたら、体にどんな悪影響が及ぶかは想像に難くありません。

だからこそ、正しい歩き方を知って、身につけることがとても大事になるのです。子どもの頃からのクセだから、今さら直らない？　いえ、そんなことはありません。


正しい歩き方の基本は姿勢にあり、歩く姿勢が乱れる原因は「筋肉」にあります。筋肉を使えていなかったり、筋肉の使い方が悪かったりすると、体のバランスが崩れて姿勢も悪くなってきます。

使わない筋肉は「動き方」を忘れ、使い方が悪い筋肉は硬くなったり、緩みすぎたりします。悪いクセがついたまま筋肉の動きにエラーが出て、姿勢が直らないのです。

ならば、筋肉、なかでも正しい姿勢を維持するためには重要な筋肉を目覚めさ

正しい歩き方

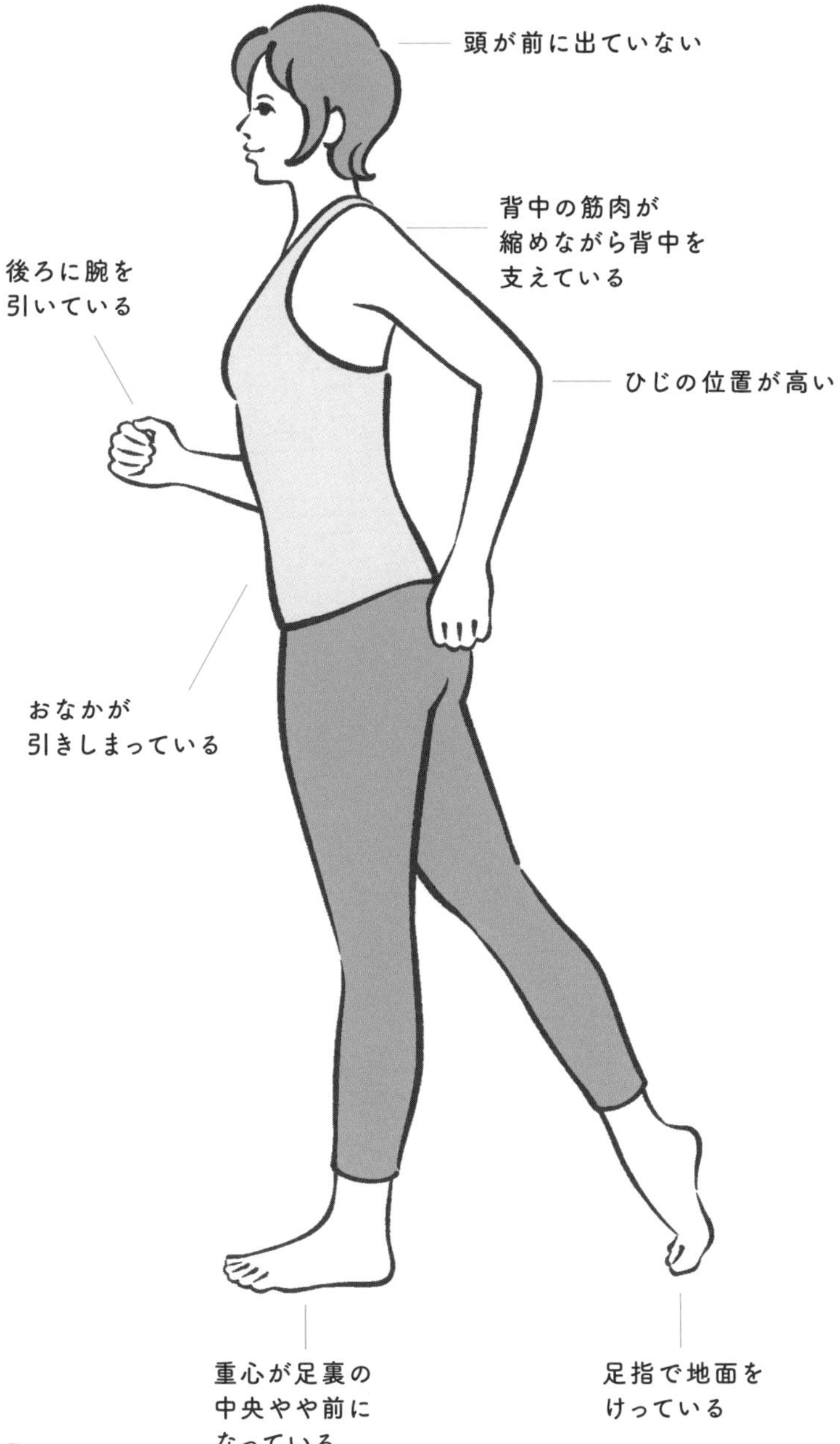
頭が前に出ていない
背中の筋肉が縮めながら背中を支えている
後ろに腕を引いている
ひじの位置が高い
おなかが引きしまっている
重心が足裏の中央やや前になっている
足指で地面をけっている

せ、正しく動かすエクササイズを行えばいい。そうすることで、誰でも、今からでも、正しくて健康的な歩き方を会得することができます。

正しい歩き姿勢づくりにおいて、もっとも着目すべきは**「背中まわり」**と**「足指まわり」の筋肉**です。具体的には、

- **背中の「多裂筋《たれつきん》」**
- **背中から肩の「棘下筋《きょくかきん》」**
- **足指の「伸筋《しんきん》」**
- **足指の「屈筋《くっきん》」**

の4つの筋肉になります。

これらの筋肉を正しく動くように〝しつけ〟ることで、悪いクセがついた歩き姿勢を正しく修正することが可能になります。

正しい歩き方を身につけるために大事なのは、フォームの習得だけでなく**「筋肉のしつけによる体づくり」**も同時に行うこと。そのプロセスを、ポイントを絞ってわかりやすく解説しました。

本書で紹介しているエクササイズは、どれも約1分間でできる簡単なものばかり。毎日の習慣にしていただければ、それだけであなたの「歩き」は確実に変わります。「歩き」が変われば体の調子も整って、毎日の生活も充実してくるでしょう。

＊

私は長年、アスレチックトレーナーとして数多くのアスリートたちのフィジカル・コンディショニングをサポートしてきました。

ラグビー、サッカー、バスケットボールなど、関わってきた競技も多岐にわたっていますが、どの競技にも共通していえるのが、アスリートの体づくりの基本は「歩き方」だということ。

高いパフォーマンスを発揮する力も、軸がブレない体幹の強さも、ケガや故障をしない強靭《きょうじん》さも、すべての土台は「正しく歩く」という日常の基本動作にあるのです。

また2022年には、親交が深いプロラグビー選手の堀江翔太《ほりえしょうた》さんと共同で、トレーナー育成プロジェクト『STA（SATO TRAINERS ACADEMY）』を立ち上げましたが、その基礎コースでも「歩き方の指導」は重要なテーマのひとつになっています。それも、「まず正しく歩く」ということを理解できていることが、アスレチックトレーナーの基本であり、第一歩だと考えているからです。

もちろん、『SATO SPORTS』でも、治療やトレーニング理論の根幹は

「正しく歩くこと」になります。

正しい歩き方は、トレーニングの基本、体づくりの基本、健康の基本です。毎日何気なく行っている動作だからこそ、「歩き方」を正すことが最強のフィジカル・メンテナンスになる——。私はそう信じているのです。

本書で紹介するエクササイズでみなさんの「歩き」が変わり、健康で充実した日々がもたらされることを願っています。

アスレチックトレーナー　佐藤義人

CONTENTS

CHAPTER 3

「足指」をしつければ、歩き方が変わる

CHAPTER 4

正しい歩き方がもたらす、不調知らずの健康生活

装丁 高津康二郎（ohmae-d）
イラスト 斉藤ヨーコ
執筆協力 柳沢敬法
企画協力 小口和昭（ブライトンラグビー）
カバー撮影 増田岳二（ケイナイン）
編集 伊藤 剛（Eddy Co.,Ltd.）

エクササイズの注意点

食後すぐ、飲酒したあと、発熱しているとき、体に強い痛みがあるときは、エクササイズを行わないようにしましょう。

また、体に深刻な痛みがある方、持病のある方、妊娠中の方は事前に専門医に相談してください。

筋肉がこわばっている場合、急に、あるいは強引に筋肉を伸ばそうとすると
かえって筋肉を痛めてしまう場合があります。

まずは痛みを感じない程度に行い、少しずつ体をほぐしていきましょう。

エクササイズは決して無理をしないでください。痛みを感じたら、ただちにエクササイズを中止してください。

CHAPTER

1

本当に「正しい姿勢」で歩けていますか？

誰も正しい歩き方を知らない

「歩く」ことは、人間にとってすべての動作の基本となるとても重要な行為です。

にもかかわらず、普段から何気なく、特別に何かを意識することもなく、「ただ歩いている」という人も多いのではないでしょうか。しかも、

- 背中が丸まって前かがみになっている。
- 反り腰になっている。
- 腕がダランと伸びている
- あごが上がっている。
- おなかが出ている。

歩き姿勢のチェックポイント

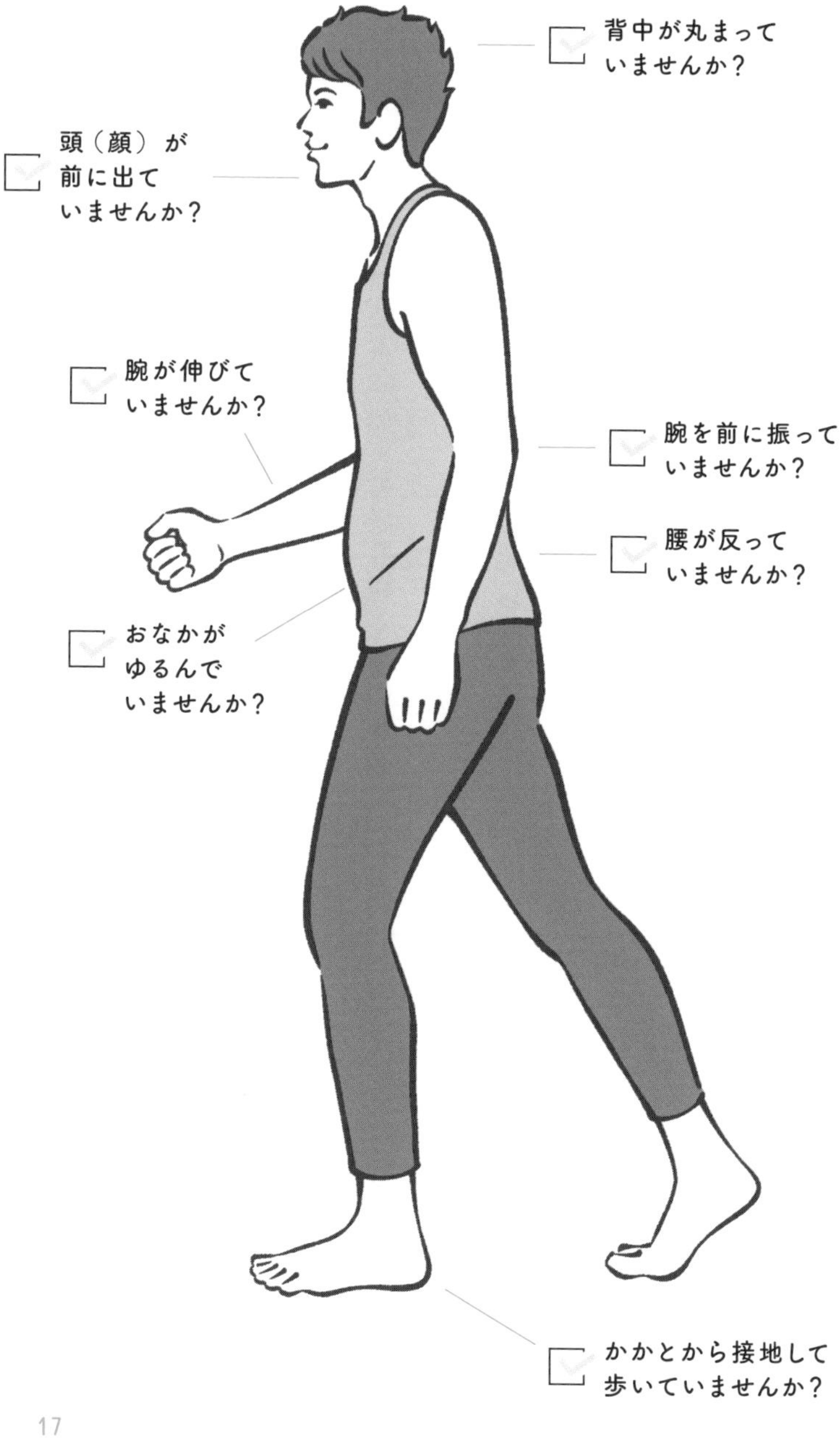
背中が丸まって
いませんか？
頭（顔）が
前に出て
いませんか？
腕が伸びて
いませんか？
腕を前に振って
いませんか？
腰が反って
いませんか？
おなかが
ゆるんで
いませんか？
かかとから接地して
歩いていませんか？

といった〝間違った歩き姿勢〟がクセになっている人が少なくありません。正しい歩き方を身につけるには、まず正しい姿勢を取り戻すことが大事になります。ここで〝取り戻す〟と書いたのには理由があります。それは**「誰もが、子どもの頃は正しい姿勢で歩いていた」**からです。

「人の姿勢が乱れ始めるのは5歳くらいから」と言われています。公園で走り回って遊んでいる子どもたちの姿勢を見ると、みんな背筋がピンと伸びていて、背中が丸くなった猫背の子はあまりいません。それは子どもたちが筋肉を正しく使えているからです。

5歳くらいの幼児期は全身の筋肉がまだ十分に発達していません。そのため、少ない負担で自分の体（とくに重たい頭部）を支えるには、背筋をピンと伸ばして筋肉を正しく、バランスよく使う必要があります。そのなかで、重心のバランスが取れた理想的な姿勢が身についていくのです。

ところが成長するにしたがって、その理想的な姿勢は少しずつ崩れていきます。

人間の体は5、6歳から12歳くらいにかけて、筋肉や骨格が大きく成長します。頭や体を支えるのに十分な筋肉量が備わってくると、少しくらい猫背になったり、あごが前に突き出たりしても、重心バランスが大きく崩れることがなくなります。

つまり、それまでのように筋肉を総合的に使って**「理想的な姿勢」**を保たなくても、体を支えることができるということ。その結果、だんだんと**「自分が動きやすい、楽な姿勢」**になっていきます。

それが年齢を重ねるにつれて姿勢が悪くなってしまう原因です。崩れた姿勢をそのままにしていると、それが悪いクセとして身についてしまうのです。

私たちの体にある筋肉には、それぞれに役割があります。歩く、走る、跳ぶといった動作をするときだけでなく、立つ、座る、横になるといった静止状態のときも筋肉は、それぞれの役割を果たして働いています。

「5歳頃から姿勢が乱れ始める」とは、逆に言えば幼少期は筋肉を役割のとおりに正しく使っているということでもあります。

私が、正しい姿勢を〝取り戻す〟と書いた真意は、子どもの頃には誰もができていた本来の**「筋肉を正しく使った理想的な姿勢」**に立ち返りましょう、という意味なのです。

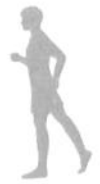

筋肉は使わないと動かなくなる

筋肉というのは頑固者で、間違った使い方が習慣になっていると姿勢を何度正しても、すぐに悪い姿勢に戻ってしまいます。

それはなぜか。「筋肉の使い方がわかっていない」からです。悪い姿勢がクセになっている人は正しい姿勢を保つために本来使われるべき筋肉が動かなくなっています。

筋肉は伸縮（伸び縮み）することで体を支えたり動かしたりしますが、普段から使っていない筋肉は、急に動かそうとしても思うように動いてくれません。

また、伸縮の仕方を忘れてしまうだけでなく、脳から発せられる「伸ばせ」「縮め」という指令の伝達ルートも閉鎖されてしまいます。だから一時的に正すだけでは、姿勢はよくならないのです。

ですから、まずは「**使わなくなって動きを忘れた筋肉に動き方を思い出させ、正しく伸縮できる状態にすること**」が、正しい姿勢を取り戻すための第一歩になります。そしてそれは、正しい姿勢で歩くための最初の一歩でもあるのです。

筋肉を**しつける**——。動きを忘れた筋肉に動きを取り戻すアプローチを、私はこう表現していますが、そうすることで正しい姿勢、正しい歩き方を取り戻すことが可能になります。

しつけるといっても「ハードな筋トレに励んで、筋肉を鍛え上げろ」ということではありません。**シンプルかつ適切なストレッチを行うことで、動かない筋肉に再び「伸縮の習慣」を取り戻させる。**そうすることで骨が正しいポジションに戻り、その位置をキープできるようになります。つまり、姿勢が正しさを取り戻すのです。

背中と足指、3つの筋肉をしつけて正しく歩く

では、正しく歩くための姿勢を取り戻すには、どの筋肉を「しつけ」ればいいのでしょうか。

人間の体にはさまざまな役割の筋肉がありますが、正しい歩き姿勢の〝核〟は「背中」と「足の指」にあると、私は考えています。具体的には、

- 背中にある「多裂筋《たれつきん》」
- 足指にある「屈筋群」
- 足指にある「伸筋群」

という3種類の筋肉が正しい姿勢の土台となります。

多裂筋とは、背中の深部にあって「首から腰にかけての脊椎（背骨）の左右に縦に張り付いている筋肉」を指します。体の深層部にあって姿勢の維持や運動機能の向上などに欠かせない筋肉をインナーマッスルといいますが、多裂筋もそのひとつに該当します。

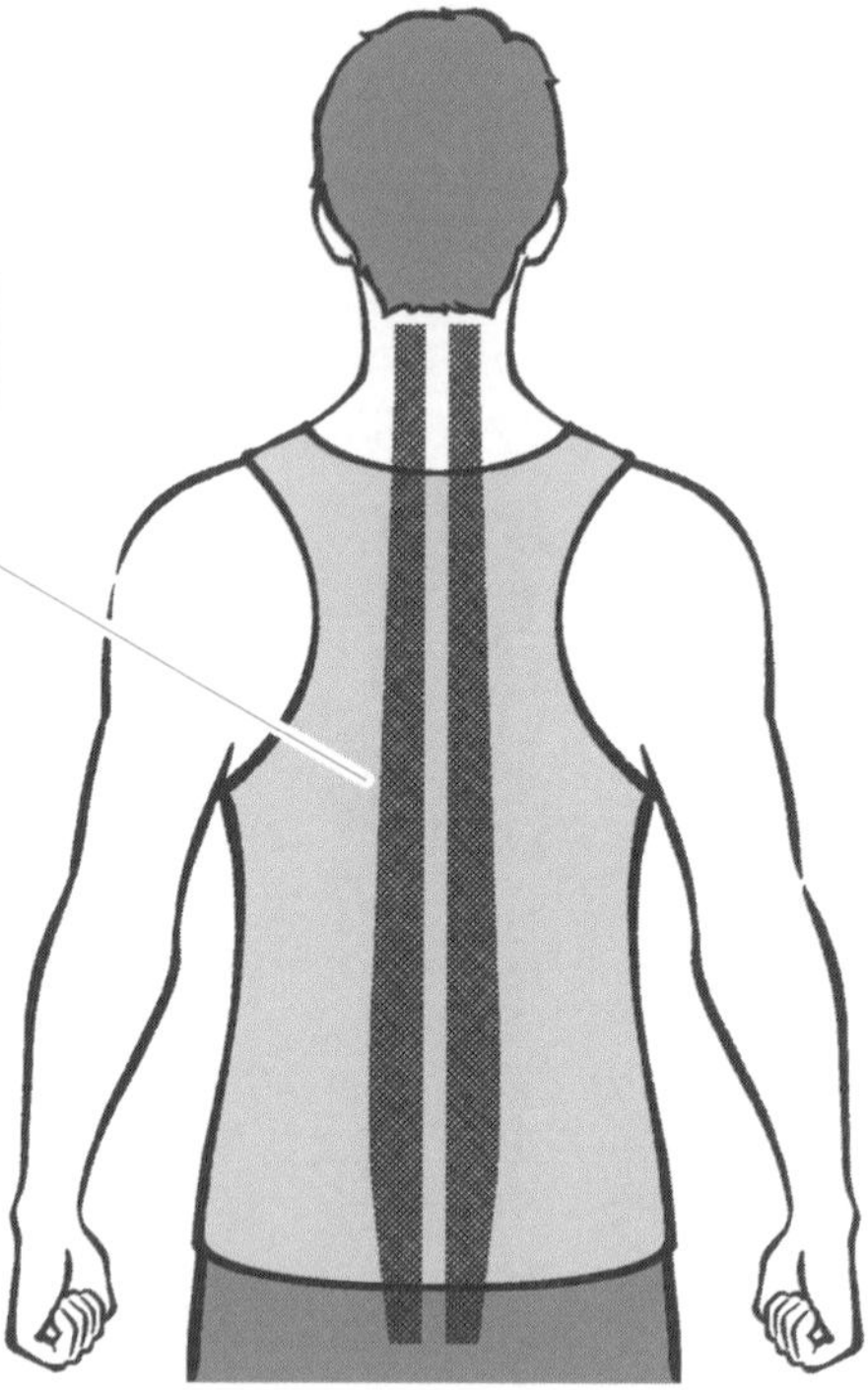

体の軸をつくる
多裂筋

背骨に沿って縦に張り付いているのが多裂筋です。背骨を正しいポジションで維持するためにはらたいています。

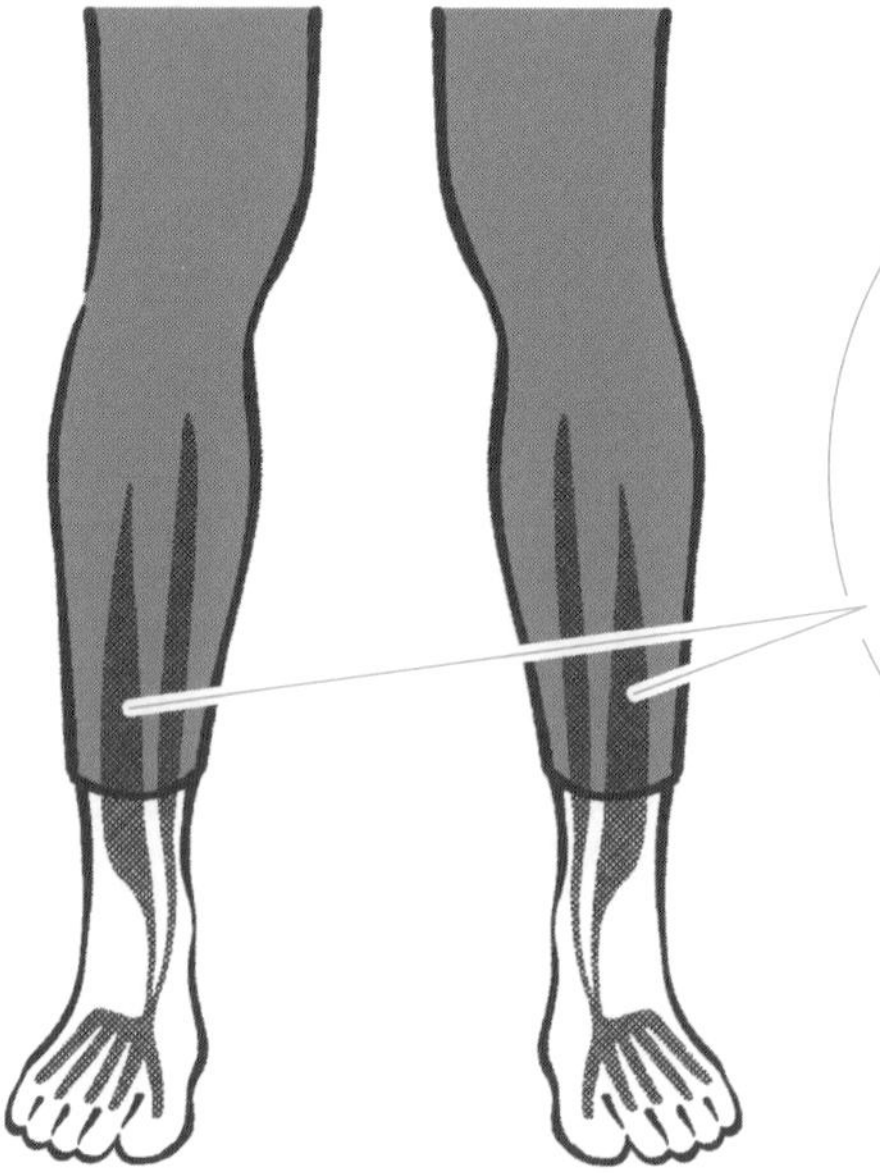

正しい姿勢を保つ
足指の屈筋

足指を曲げたり、土踏まずのアーチをつくる筋肉です。この屈筋群のはたらきが低下すると体を支える足指の動きが弱まって姿勢が悪くなります。

もうひとつの「足指の屈筋群」とは、伸筋群とは逆に足の指を「曲げる」ときにはたらく筋肉の総称になります。

足指にある屈筋群は、指を曲げるだけでなく、歩いたり走ったりする際に地面からの衝撃を吸収・分散したり、土踏まずの下のアーチをつくる役割もあります。足指の屈筋群のはたらきが低下してこのアーチが崩れると、歩き方が悪くなる原因になります。

背中の多裂筋、足指の伸筋群と屈筋群。いずれもあまり耳慣れない名前だと思いますが、正しい姿勢（歩き姿勢）をつくるためにとても重要な役割を担っている筋肉です。実際に、姿勢が乱れている人の多くは、これらの筋肉がほとんど動いていません。

CHAPTER2以降は、「背中＝多裂筋」と「足の指＝足指の伸筋群」の重要さと「しつけ方」を紹介していきます。

2つの筋肉の動きを取り戻し、序章で紹介した「正しい歩き方」を実践する。

これだけであなたも、歩くほど健康になる〝神ウォーカー〟になれるはずです。

「従来の正しい歩き方」は本当に正しいか？

普段の歩き方を思い出してみてください。ほとんどの人が**「かかと着地」**しているのではないでしょうか。それが正しい歩き方という認識が広く浸透していることもあって、意識的にかかと着地をしている人も多いかもしれません。

また、「腕を大きく前後に振る」ことも正しい歩き方として定着しています。

しかし「かかと着地」という「一般的な正しい歩き方」は、かえって体に大きな負担をかけてしまうというのが私の考えです。

かかとから着地すると、**歩くときの衝撃が直にかかとや足首、ふくらはぎ、ひざ、腰、全身へと伝わって**しまいます。

さらに、現代ではほとんどの道路が、着地時の衝撃が強いコンクリートやアスファルト舗装されており、土や砂利、芝生などの自然な路盤（道の表面）を歩く機会が少なくなっています。舗装された硬い路盤をかかと着地で歩くのは、体へのダメージが大きい**「避けるべき歩き方」**と考えるべきでしょう。

また、かかとに重心を置いて着地するとどうしても足先が〝浮いて〟力が入りにくい着地になり、足指で地面を踏ん張ることができません。しかも十分に使われない足指の筋肉は次第に動かなくなり、柔軟性が失われて硬くなります。

その結果、さらに体への衝撃が大きくなるだけでなく、歩き姿勢も安定せずにバランスが崩れてしまいます。

こうしたかかと着地の歩き方を続けているとダメージが徐々に体に蓄積し、それがやがて不具合を招き、痛みやケガにつながるリスクが高まります。つまり、

歩けば歩くほど不健康になってしまうのです。

正しい歩き方は「足指から着地」が基本

体への負担を軽減し健康な体をつくるために、私が推奨する歩き方は「かかとから着地し、腕を振る」という世の中の常識とは〝真逆〟になります。その特徴は、

❶ **足の指先から着地する**
❷ **腕を大きく前へ振らない**

の2点です。

❶ 足の指先から着地する

着地するときはかかとからではなく、まず足の指先をつけ、そこから徐々に足裏を着地させていきます。かかとを地面につけるのはいちばん最後です。

足を上げて前進するときはこの逆で、まずかかとを地面から離し、次に足裏を離して、最後に地面から離れるのが指先になります。

かかと着地に慣れていると、いきなりこの歩き方に変えるのは難しいかもしれません。まずはその場で「足踏み」をして**「足の指先から着地、足の指先を最後に離す」**という一連の動きに慣れることをお勧めします。

下を向いて足元を見ながらでいいので、ゆっくりと足の指先着地の歩き方で足踏みをしてみてください。体がぐらついてしまう人は、何かにつかまりながら行

足の指先から着地

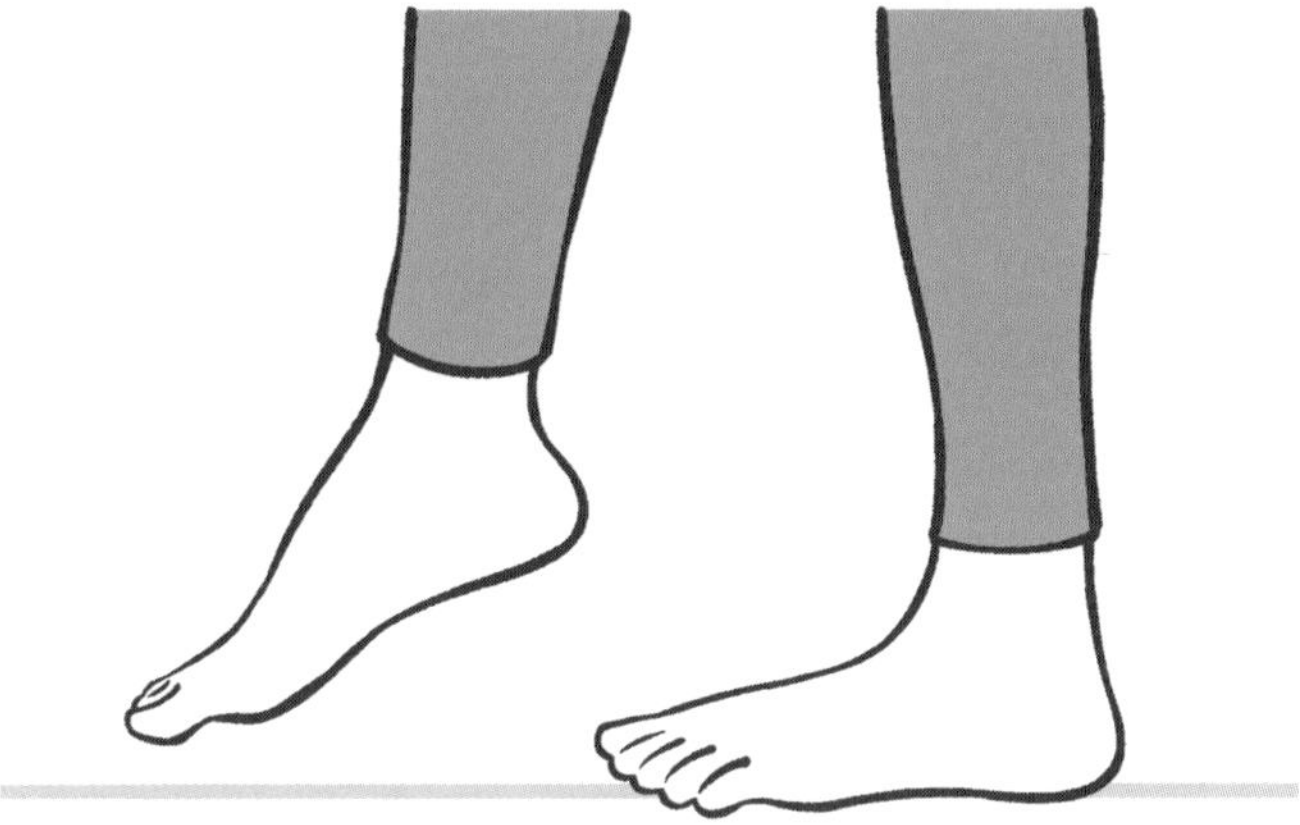

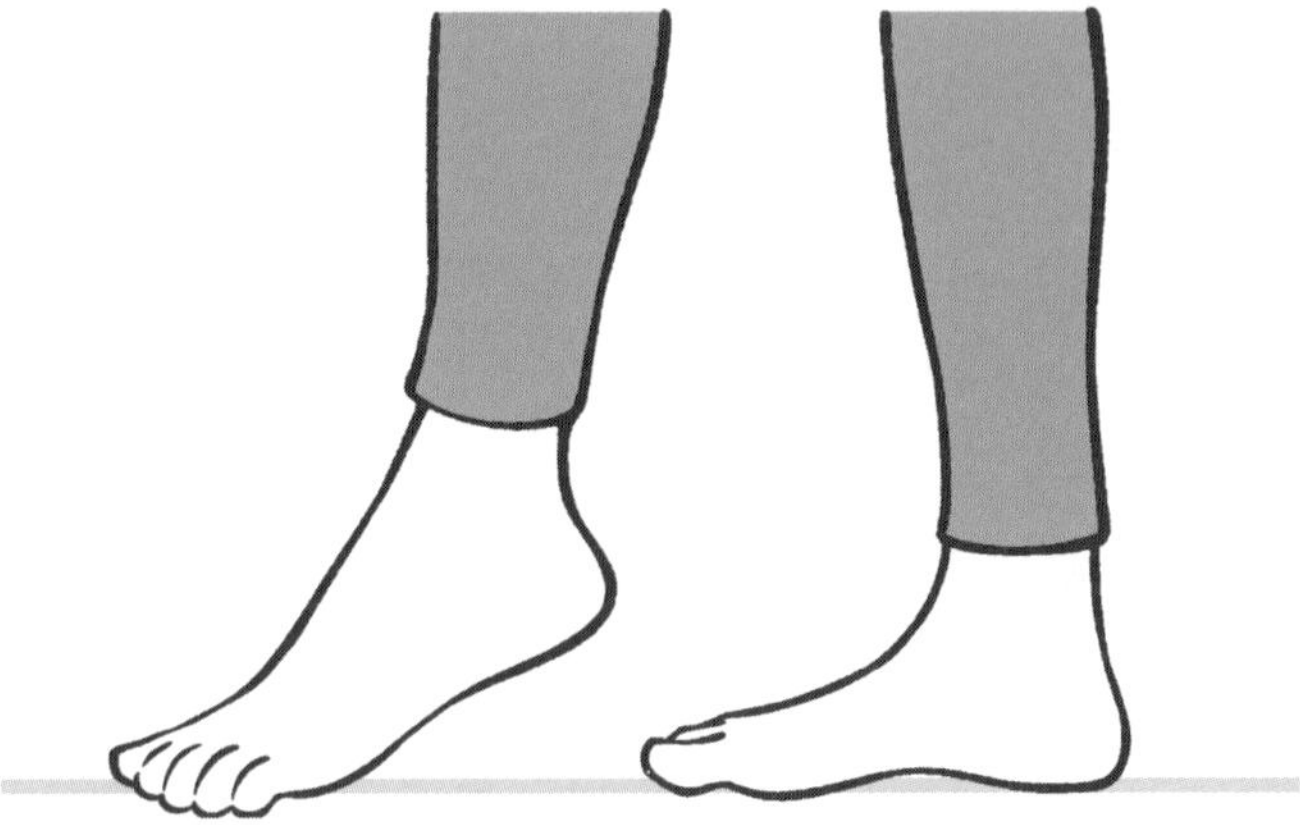

後ろの足は、親指のつけ根でではなく足指全体で地面を押さえるように歩く。
地面に着地するときは、かかとからではなく、足指から足裏全体で。

ってもOKです。

この足踏みも上手くできないという人は、次章以降で紹介するエクササイズで「足指の伸筋群」をしつけることから始めましょう。足指の筋肉をしっかり使えるようになると、足の指先着地もやりやすくなります。

❷ 腕を大きく前に振らない

もうひとつのポイントは「腕を大きく前に振らない」です。

一般的な正しい歩き方は、腕を歩幅くらいの前後の振り幅で動かすことで、重心のバランスを取るとされています。ですから、これもまた常識とは〝真逆〟といっていいでしょう。

なかにはダイエット効果が高まるからと、腕を振り子のように前後に大きく振ってウォーキングしている人がいますが、あまりお勧めできません。

なぜなら腕の振りが大きいと、それに伴って上半身も大きくねじれて、かえって着地するときのバランスが不安定になってしまうからです。

その結果、体に少なからぬ負担がかかって故障する原因にもなってしまいます。歩くときには、**腕を大きく前へ振るほど体へのダメージが大きくなる**、と考えてください。


とはいえ、まったく腕を振らずに歩けということではありません。そもそも腕を振らなければ正しい姿勢で歩くことができません。重要なのは「大きく前に振りすぎない」ことであり、「正しく振る」ことなのです。

そこでお勧めするのは**「ひじを後方に引く」**という腕の動かし方です。肩の位置は前後にブレないように固定し、ひじを後方に引きます。歩く（ひじを引く）たびに背中の肩甲骨が動きながら腕を振るのがベストです。

そして、ひじを戻すときは脇腹よりも前に出さないこと。腕を前に振るのではなく後ろに引く、引いた腕は前に出さない、というイメージです。

腕の正しい振り方

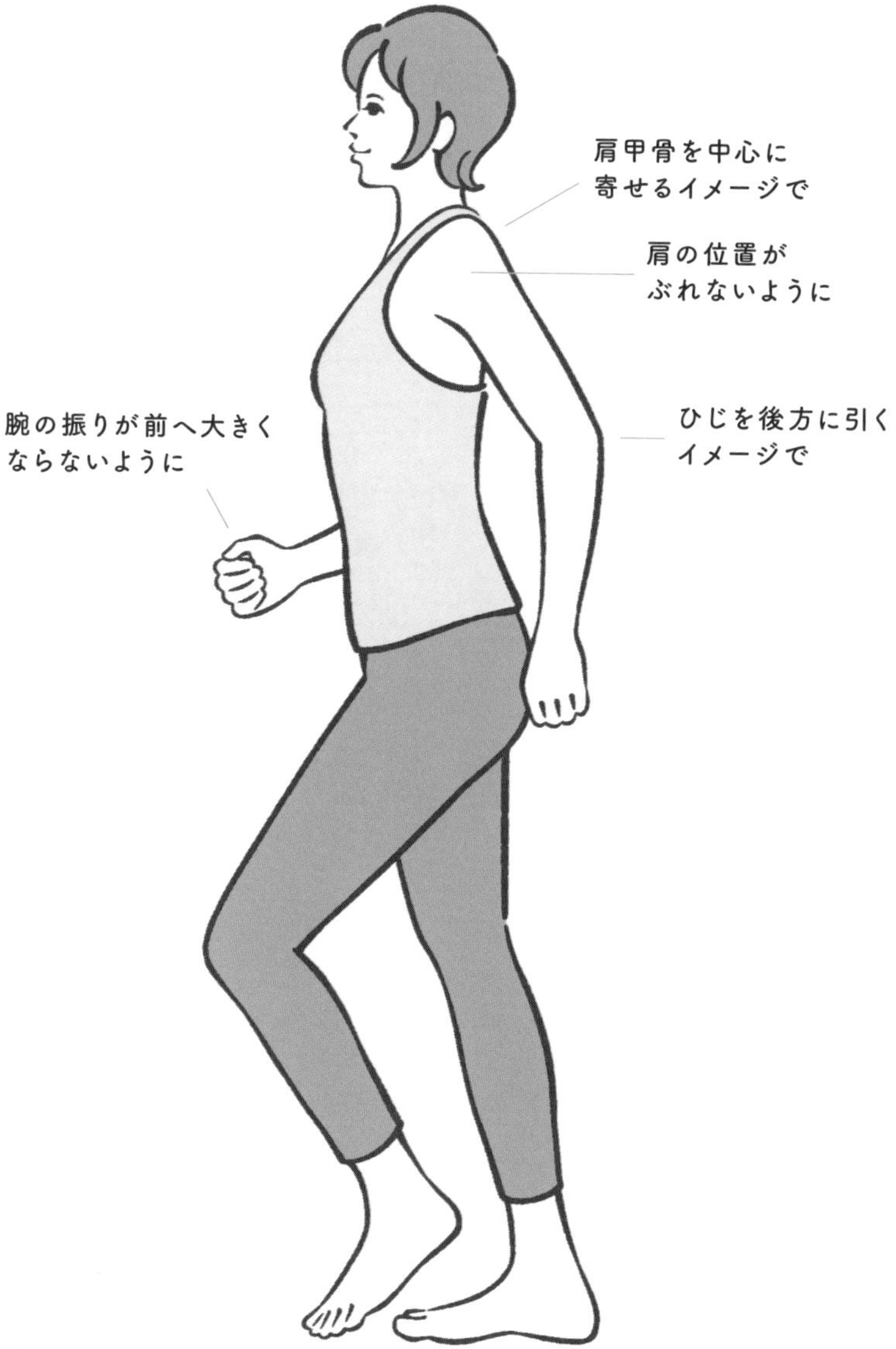
肩甲骨を中心に
寄せるイメージで
肩の位置が
ぶれないように
腕の振りが前へ大きく
ならないように
ひじを後方に引く
イメージで

このときに大事なのは、多裂筋を使って「背中を反らせる」姿勢です。みぞおちの裏あたりを意識して背中をグッと前に押し出すように反らせ、その体勢で腕を後ろに引きましょう。

「正しく歩く」は最強の運動習慣――24時間、歩き続けられますか？

よく「正しい歩き方とはどんな歩き方ですか？」という質問を受けるのですが、そんなときはこう答えています。「24時間、歩き続けられる歩き方です」と。

実際にアスリートへのトレーニング指導をする際には「24時間歩き続ける」というメニューも取り入れています。

決して楽なトレーニングではないので、一流のプロアスリートでも毎回、悶絶しながら取り組んでいるのですが、それでも「正しい歩き方」であれば、24時間歩き続けられるのです。

さらに、歩き終わった後も、体へのダメージはほとんどありません。筋肉痛にはなりますが、それもパフォーマンスを下げるネガティブなものではなく、「心地よい筋肉痛」が残るくらいのもの。翌日だって体はスムーズに動かせます。

正しい姿勢で、正しいフォームで、正しく歩けば歩くほど、体にはプラスの効果がもたらされるということです。

正しく歩けば、ダメージを受けることもなく、ケガで体を痛めることもなく、必要な筋肉が備わってきます。必要な筋肉が備わってくれば、歩き姿勢も歩くフォームもより正しく整ってきます。ときには、ケガをして体に痛みがあっても、「正しく歩く」ことでその痛みが和らぎ、治癒することさえあります。

こうした好循環が、**「歩くほどに健康的になる」**を実現するのです。

健康的な体をつくる
正しい歩き方

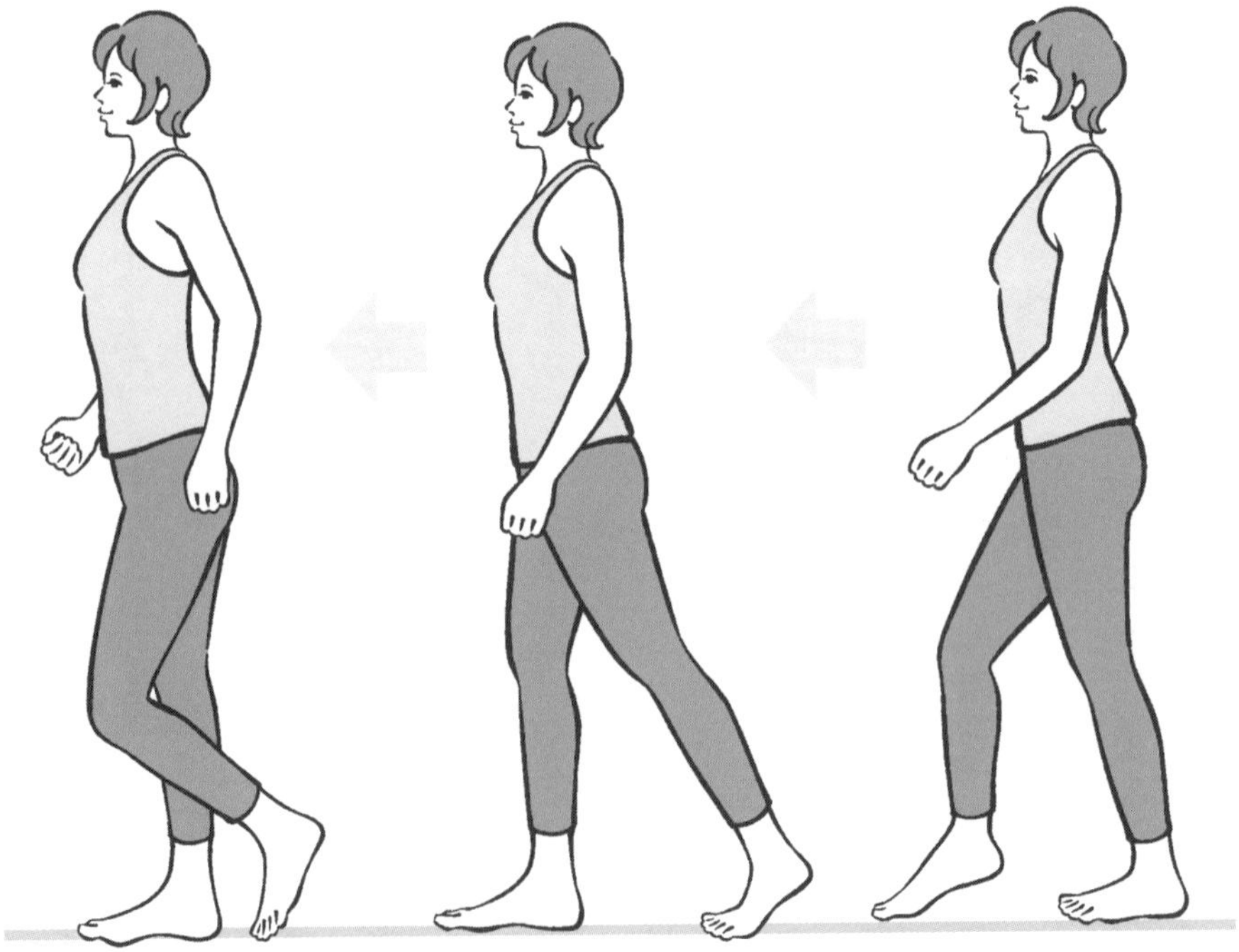

ひじを
後方に引く

足指先を
最後の離す

足の指から
着地

体への負担が大きい悪い歩き方

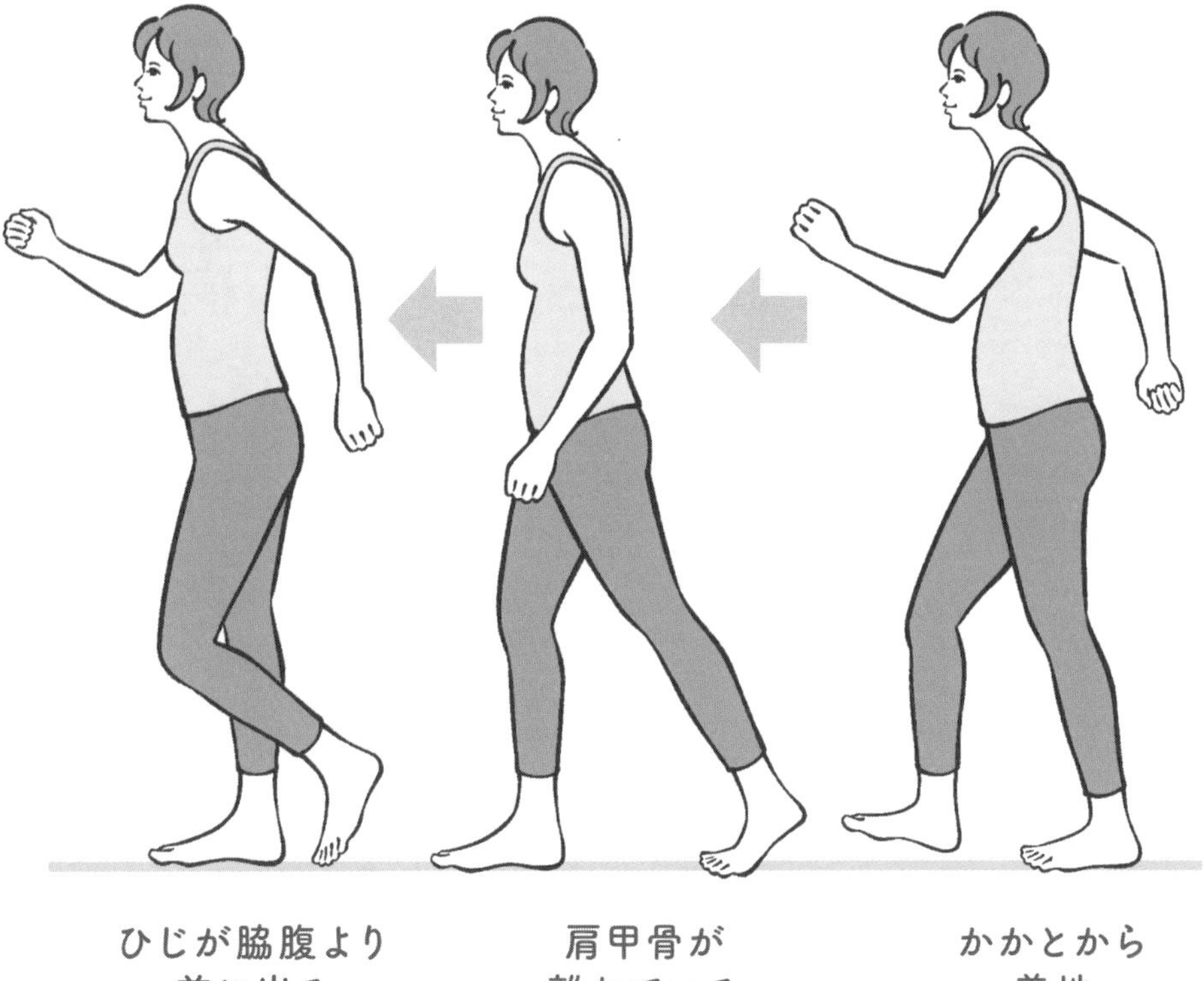
ひじが脇腹より
前に出る
肩甲骨が
離れている
かかとから
着地

私が診療している鍼灸治療院『SATO．SPORTS』でも、ケガの治療やリハビリの中で、「正しい歩き方」をお伝えしています。

さすがに「24時間歩きましょう」という指導はしませんが、クセになってしまった悪い歩き方に気づき、それを修正して正しい歩き方へと矯正していくことは、とても効果の高い治療アプローチになります。

みなさんもまず、多裂筋と足指の屈筋群をしっかりしつけて、正しく動かし、正しく使えるようになりましょう。そして正しく歩けるようになりましょう。

正しく歩くことこそが、ケガや痛みと無縁の健康的な生活を手に入れるための、最強の運動習慣なのです。

CHAPTER

2

「背中」をしつけて正しく歩く

現代日本人の「背中力」が弱い理由

前章にも書いたように、現代人の歩き姿勢が崩れている原因のひとつは「背中の筋肉（背筋）、とくに多裂筋というインナーマッスルが動かない」ことにあります。

では、なぜ背中の多裂筋が動かなくなるのか。ひとつ考えられる理由は**「体（背中）を反らす動きをしなくなる」**からです。

子どもの頃は体育の授業や遊びなどで日常的に体を後ろに反らせる動きをしていましたが、大人になるとその機会は激減します。

筋肉は使わないと動かなくなりますから、大人になるにつれて体（背中）を後ろに反らせなくなります。体は前に傾いて〝前かがみ〟になるしかありません。それが姿勢の崩れを引き起こしているのです。

ですから、**立つにせよ、歩くにせよ、正しい姿勢を保つには、多裂筋をはじめとする背筋をしつけて本来の動きと柔軟性を取り戻すことが大切になります。**

ところが、日常生活のなかで背中の筋肉を動かそう、鍛えよう（しつけよう）と意識している人はあまり多くないのが実情です。現代人の姿勢の悪さ、歩き方の乱れは、背中への意識の欠如によるところが大きいと私は考えています。

とくに現代の日本人は、背中の力（背筋）の弱さが顕著になってきています。その大きな理由のひとつは、背中の機能（筋肉）にいい影響を与えない生活習慣や生活環境にあります。

先に書きましたが、私たちが背中を反らす動きをしなくなっているのは、見方を変えれば、日常に「前かがみになって行う動作」が多くなっているからです。

代表的な前かがみ動作で、背中への影響も大きいのが**「スマホの操作」**です。非常に便利で、もはや日常生活になくてはならない必須アイテムになったスマホですが、一方で、長時間使用した際の脳への影響や睡眠障害、視力の低下、精神面でも「スマホ依存症」などのさまざまな問題が指摘されています。

それに加えて、さらなる大問題が「スマホを使う姿勢」なのです。

まわりを見渡してみてください。スマホを使うとき「目と水平な高さに持ち」**「背筋をピンと伸ばして」使っている人など、あまりいないでしょう。**誰もが下を向いて背中を丸めるようにしてスマホを操作しているはずです。

パソコンの操作も同様です。オフィスでのパソコンを使ったデスクワーク、長時間に及ぶオンラインゲームやネットサーフィンなど、パソコンに〝しがみつく〟ような姿勢を取り続ける機会が多くなっています。さらに以前のコロナ禍でリモート勤務やオンライン授業などが一気に広まり、パソコンやタブレットを使用する時間がさらに増えています。

人は前かがみになると、おなかの筋肉は縮み、背中の筋肉はゆるみます。スマホやパソコンに向かって前かがみでいる時間が長くなるほど、背中の筋肉は〝ゆるみっぱなし〟になるわけです。

普通の生活のなかでは、背中を伸ばして背中の筋肉を縮めるような動きはほとんど行わないため、筋肉は緊張感なくゆるんだままで固定されてしまいます。すると無意識のうちに一部の偏った部位の筋肉に負担がかかって本来の正しい体のバランスが崩れて歪んできます。そしてその歪んだ姿勢が「基本となるいつもの姿勢」になってしまうのです。

そもそも日本人を含むアジア人は欧米人など他の人種と比べて**「背筋が弱い」**

傾向にあることがわかっています。骨格や筋肉のつき方から考えるに、農耕民族（前かがみの作業が多い）と狩猟民族（槍を投げたり弓を引いたりして獲物を捕る）の違いなども影響していると言われています。

だからこそ、正しい姿勢で正しく歩くには、**背筋や多裂筋に意識を向ける**ことから始める必要があるのです。

筋トレは体の「背面」を重視

近年、筋トレはトレーニングとして定着し、空き時間を利用して誰もが手軽にできるスポーツジムも増えています。みなさんのなかにも、ジムに通ってウエイトトレーニングをしている人は多いのではないでしょうか。

ジムに設置されているトレーニングマシンは効率的に筋力をつけるために開発されていますから、トレーナーの指導に従ってトレーニングを続ければ、みるみるうちに鍛えた部位の筋肉は大きくなっていくことで、達成感や充実感、満足感も得られると思います。

そのこと自体を否定するつもりはありません。ただひとつ注意していただきたいのは、果たしてそのトレーニングは**「鍛えるべき筋肉を鍛えているか」**「バランスよく鍛えているか」ということです。

本来の筋トレは、自分の体で機能的に問題がある部分、弱い部分を理解し、それを改善する筋肉をつけることを目的に行われるものです。

分厚い胸板、割れた腹筋、太くて力強い腕——そんな体形に憧れる気持ちもわかります。でも、自分のどこに問題があって、どういう筋肉をつければいいのかを意識することなく、ただ「見ための筋肉」をつけるためだけのトレーニングは、お勧めしません。

胸筋や腹筋、上腕筋など「体の前面」の筋肉ばかりつけて、「体の背面」にある背筋への意識が疎かになりがちです。

するとどうなるか。**前面の筋肉を鍛えるほど、前後の筋肉バランスが崩れてバランスの悪い体になってしまうのです。**前提として背筋が弱い日本人ならば、崩れ度合いはより大きくなり、ケガにつながっていくのです。

前面は筋骨隆々、背面は筋力不足――そんな筋肉に偏りのある体では、正しい立ち姿勢、歩き姿勢をキープできません。

体のバランスを考えて筋トレをするのなら、体の背面を重視し、背筋を意識して鍛える（しつける）べきでしょう。

姿勢の維持に不可欠な「第12胸椎まわりの多裂筋」

立ち姿勢でも歩き姿勢でも、大事なのは「ピン」と伸びた背筋です。猫背になった前かがみの姿勢は、見た目がよくないだけでなく体の不調の原因にもなりかねません。

背筋をピンとさせるには**「背骨を正しいポジションで維持・安定させる」**ことが重要で、そのために不可欠なのが背筋のひとつ、「多裂筋」という筋肉なのです。

背骨は26個の椎骨（頸椎《けいつい》7、胸椎《きょうつい》12、腰椎《ようつい》5、仙骨《せんこつ》、尾骨《びこつ》各1）が連なって構成されており、**多裂筋はその背骨に沿うように存在している〝長い〟筋肉**です。

そして背骨を正しい位置で維持安定させるために、とくに重要なのが「第12胸椎」周辺にある多裂筋になります。

胸椎の位置

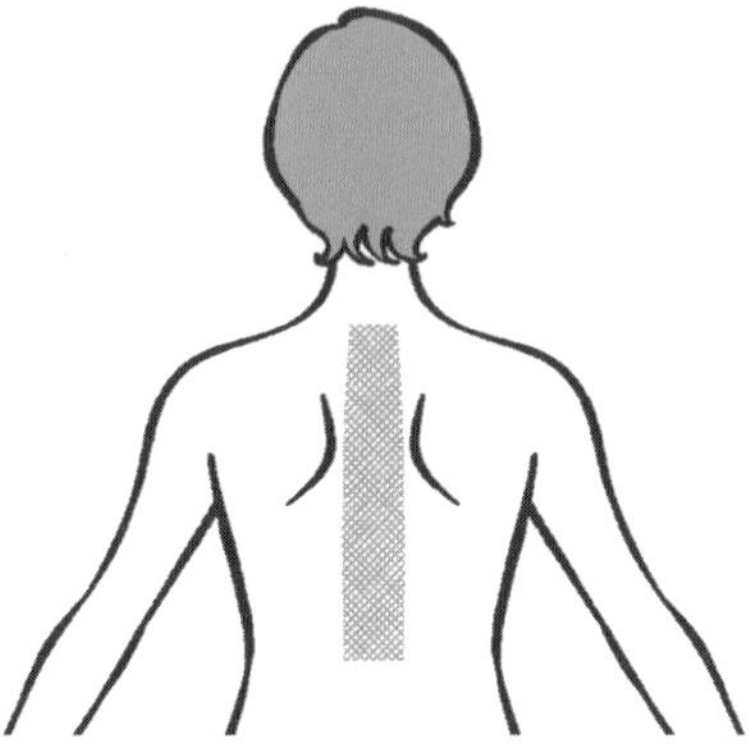

第12胸椎は腰椎の1個上にあり、胸椎〜腰椎の中で回旋の可動域が広い椎骨です。悪い姿勢がクセになってその周辺の多裂筋が動かなくなれば、可動域も格段に狭くなります。すると、背中を反らせてその体勢をキープするだけでなく、体をねじる、腕を上げるといった上半身のさまざまな動きにも大きな制限がかかってしまいます。

ひとつ実験をしてみましょう。

1. 椅子に座る。
2. 背中を丸めて、その姿勢のまま上半身をゆっくりと左側にひねってください。

③ 次に、力を抜いて背中を伸ばし、同じように左側にひねってください。

背中の状態によって体の動きに違いがあり、背中を伸ばしたほうが、体がよく回旋してひねられたのではないでしょうか。それは多裂筋がしかり伸縮して、第12胸椎が大きく動いたからです。

実は、**背骨のなかでいちばん可動域が狭い（＝動きにくい）のが「腰椎」**です。よく「腰をひねる」といいますが、実際に動いているのは第12胸椎で、腰椎はほとんど動いていないのです。

つまり、第12胸椎を動かさずに上半身をひねられているのは、本来ならば動かない腰椎を〝無理やり〟動かしていることになります。当然、それだけ体に負担がかかっているということです。

体にやさしく無理のない動きは、正しい姿勢から生まれます。歩き方も同じこと。正しく歩くためには、多裂筋をしつけてしっかり伸縮させ、第12胸椎を柔軟に動かすことが重要なのです。

上体反らしで「多裂筋力」をチェックする

さて、みなさんの「第12胸椎周辺の多裂筋」はきちんと動いているでしょうか。どのくらい背中を使えているのかをチェックするために、「上体反らし」にチャレンジしてみましょう。（p51）

――どれくらい反らすことができましたか。目安は**女性なら60㎝、男性なら50㎝**。このくらい反れる人は、多裂筋が柔軟に動かせて（収縮して）います。逆に30㎝以下の人は、多裂筋がほとんど動かせていません。

この「上体反らし」は、多裂筋が動いているかどうかの指標になるだけでなく、

上体反らしの方法

1 床にうつ伏せになって全身の力を抜き、両腕は万歳するようにまっすぐ伸ばします。

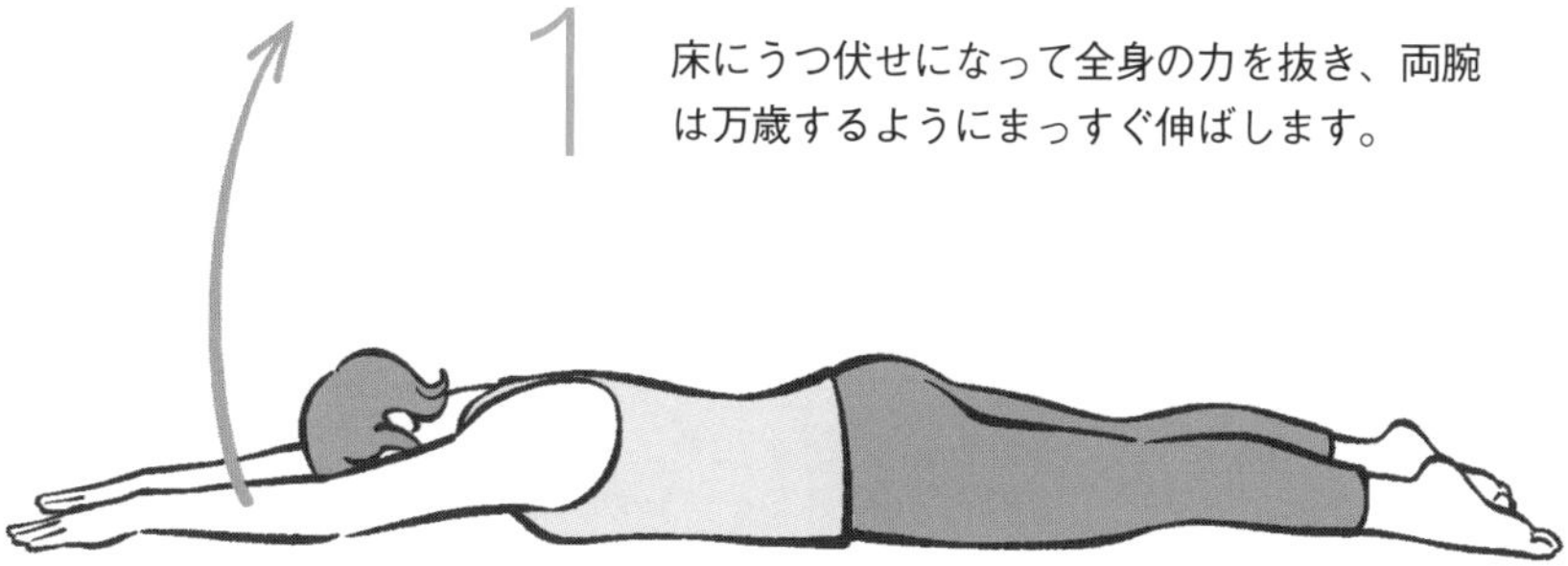

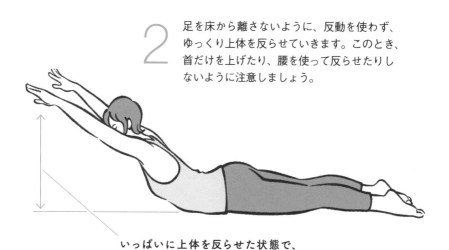

2 足を床から離さないように、反動を使わず、ゆっくり上体を反らせていきます。このとき、首だけを上げたり、腰を使って反らせたりしないように注意しましょう。

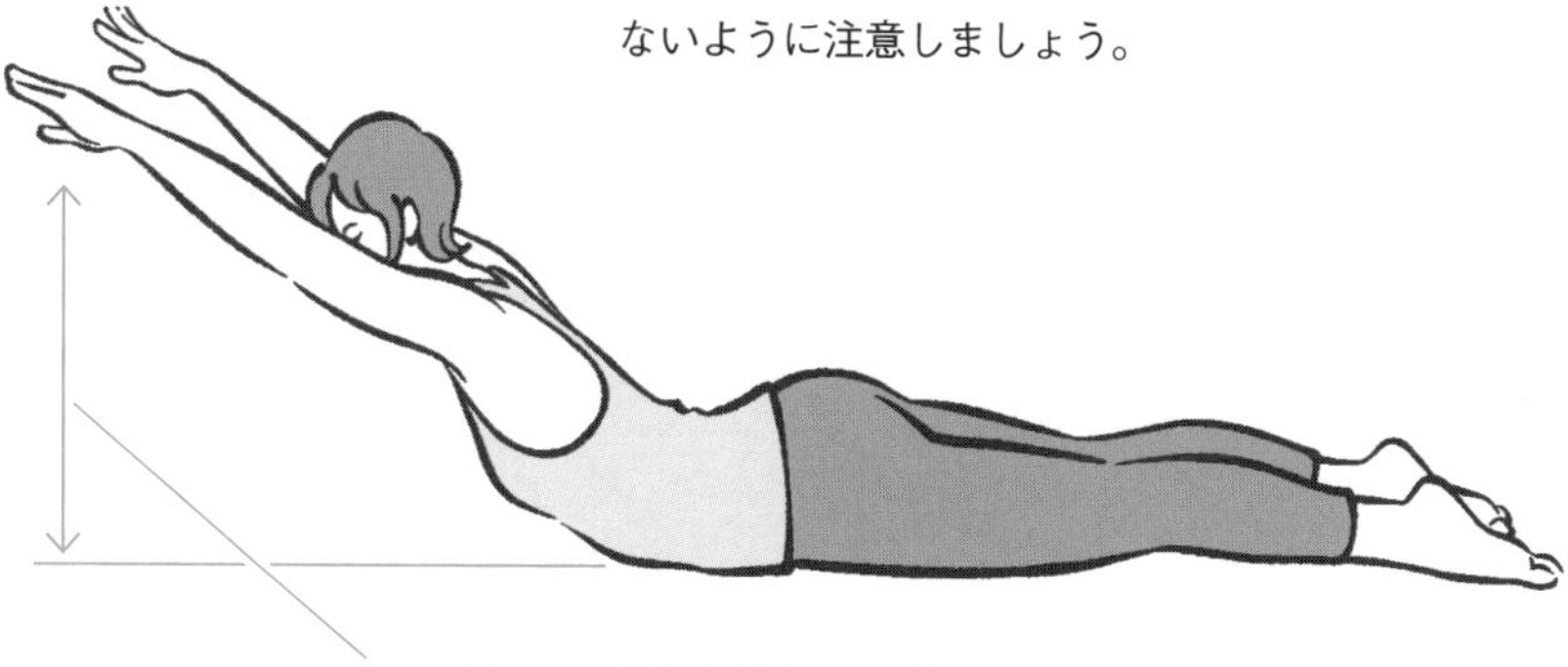

いっぱいに上体を反らせた状態で、
指先が床から何cmくらい離れたかを測ります。

背中を反らせて多裂筋をしつけるトレーニングにもなります。

多裂筋が動けば、運動パフォーマンスもアップする

多裂筋、とくに第12胸椎まわりの多裂筋は、姿勢を維持するだけでなく、体の「反り」や「ねじり」、「ひねり」といった動きにも密接にかかわっています。

日常生活における動作だけでなく、スポーツをする際の体の動作のキレやパフォーマンスを上げるためにも、多裂筋のしつけは欠かせません。

「腰をひねる」動作は、腰（腰椎）ではなく「第12胸椎」を動かしていることはすでに説明しました。

ゴルフのスイング、テニスのスイング、野球のバッティングやピッチングなど、「腰をひねる」動作が重要とされているスポーツの動作はたくさんあります。その際、体の軸がブレないよう、安定的にスムーズにひねるためには多裂筋の働きがとても重要なのです。

ゴルフや野球でも、本来ほぼ動かない腰椎を無理に回してボールを打とうとすると、結局、下半身がブレてスイングも安定しません。でも第12胸椎まわりの多裂筋を意識して使ってしっかりとひねると、上半身がスムーズに回るので、下半身のブレが生じません。

またサッカーやバスケットボールなどでのドリブルやターン、切り返しといった瞬発的な全方向への反応と動作にも多裂筋は欠かせません。多裂筋を意識して鍛えることで体のバランスがよくなり、ムダな動きが減る。俊敏性が増すなど、パフォーマンスのクオリティは格段に変わってくるはずです。

さらに背骨を正しいポジションで維持する多裂筋は、レスリングや柔道などの

姿勢を正すもうひとつの筋肉「棘《きょく》下《か》筋《きん》」

格闘技やラグビー、アメリカンフットボールに代表される「コンタクトスポーツ（プレイヤー同士の接触がある競技）」にも大きくかかわってきます。

多裂筋をしつけて軸がブレないバランスのいい体勢をキープできれば、相手とぶつかっても〝当たり負け〟せず、相手の動きにも素早く反応できるなど安定したパフォーマンスが発揮できるでしょう。

スムーズな体のひねりや体の軸の安定性は、あらゆるスポーツに求められる最重要ポイントです。アスリートならずとも、普段からスポーツに取り組んでいる人は、ぜひ第12胸椎周辺の多裂筋を動かすことを意識してみてください。

背中と姿勢に関して私がずっと気になっているのが、現代人に**「巻き肩」**の人が増えているということです。

ねこ背と混同されがちですが、背中全体が丸くなって首から上が前に出てしまうのが「ねこ背」で、左右の肩が前方の内側に入り込んでいるような状態が「巻き肩」になります。

巻き肩の人を真上から見ると、本来なら**耳と同じ線上に位置するはずの肩が、耳よりも前に出ています。**そして巻き肩の人は、多くの場合、次第にねこ背になっていく傾向が見られます。

巻き肩になる原因のひとつに挙げられるのが「スマホの操作」です。画面を食い入るように見る時間が長いと、無意識のうちに肩が丸まって内側にすぼめるような姿勢になってしまいます。同様に、長時間パソコンに向かっている人も、肩を前に突き出した姿勢になって巻き肩になりやすいといわれています。

ねこ背も巻き肩も、長時間のスマホやパソコンの操作が影響している――。こ

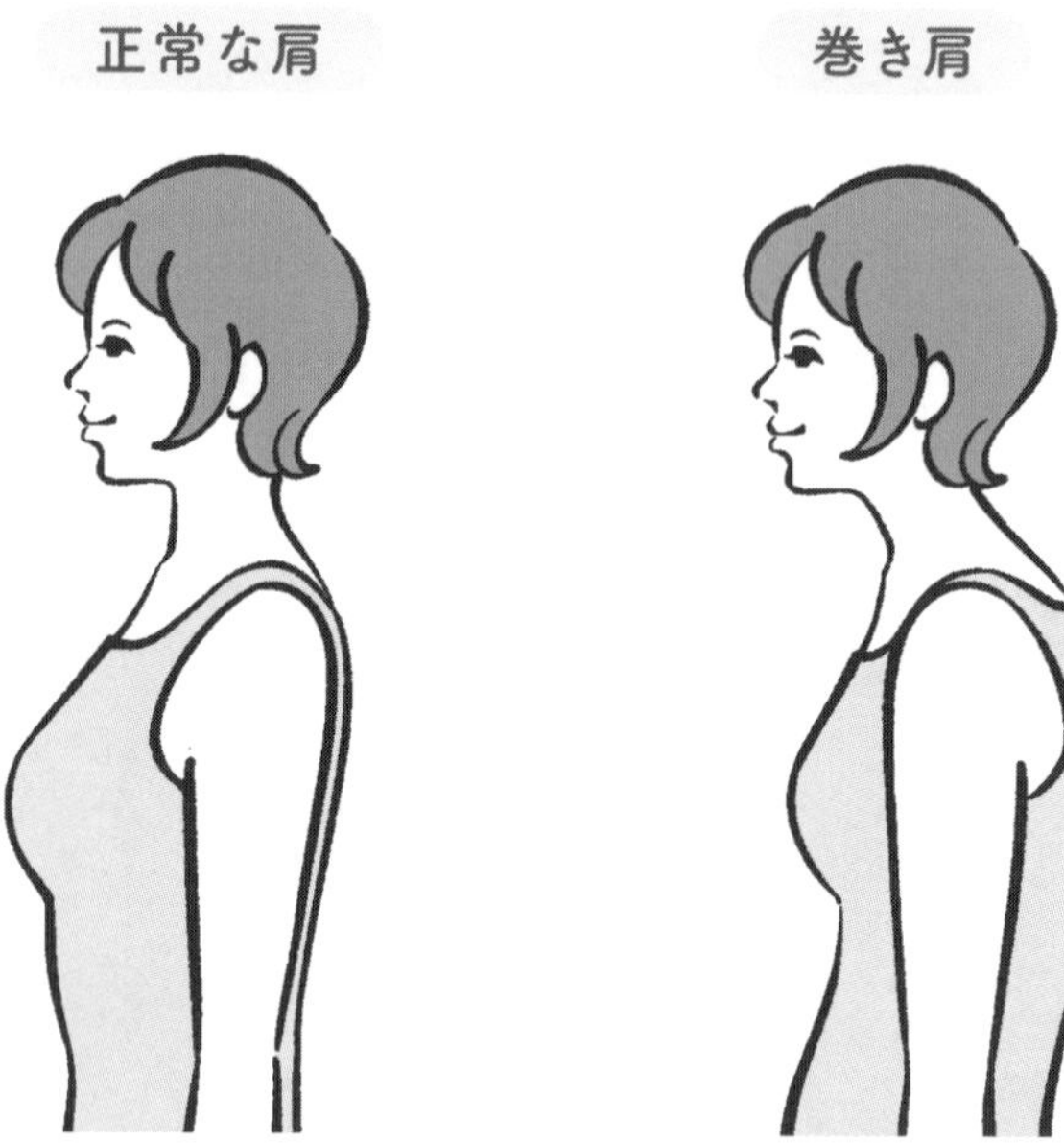

れらのツールは生活を格段に便利にしてくれましたが、その一方で正しい姿勢が乱れる原因にもなっていることがうかがえます。

巻き肩を矯正して正しい姿勢を取り戻すには、肩関節を正しいポジションに安定させる必要があります。そのために重要な筋肉が「**棘下筋**《きょくかきん》」です。

棘下筋は肩関節の安定にかかわる筋肉で、腕を後方に引く動きや、肩関節を軸に腕を外側にねじる動きなどに作用します。肩甲骨の後面から肩の前方まで肩甲骨をかぶさるように存在しているインナーマッスルで

棘下筋の位置

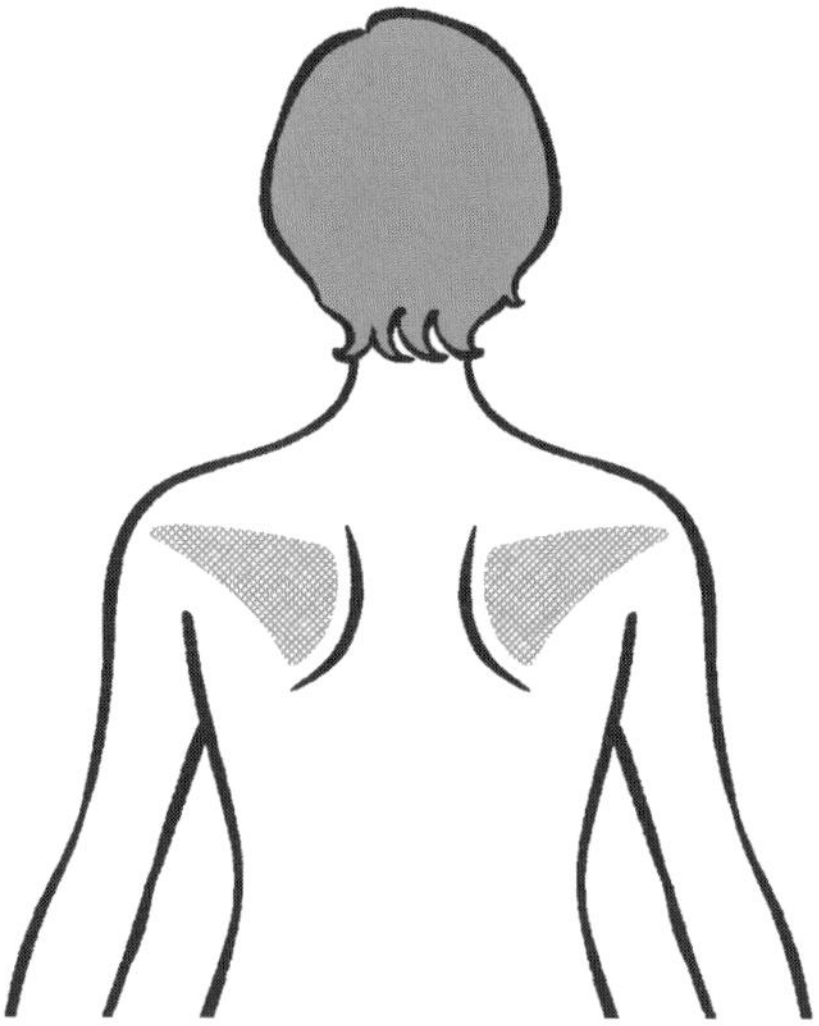

す。

棘下筋の動きが悪くなると、腕を背中で後ろ手に組んだり、背中をかいたりする動作が難しくなります。

前述した「正しい歩き方」では、**腕を大きく振らずに「ひじを後ろに引く」**ことをポイントに挙げています。このいと、この動作がスムーズに行えません。棘下筋が使えないと、この動作がスムーズに行えません。つまり、正しい姿勢で歩けないということにもつながります。

ですから棘下筋をしっかりしつけることも、また正しい姿勢で歩くための大切なポイントになるのです。

「外回し腕上げ」で巻き肩のチェック

巻き肩になっているかどうかは、自分では認識しにくいもの。そこで、姿勢を崩す要因となる巻き肩の状態を自分で確認できるチェック法をお教えします。

――腕を外向きにねじった状態でひじを曲げず、どれくらい腕が上がりますか。

理想は、**「ひじが耳の横に来るまで」**です。でも途中までしか上がらない、手のひらを内向きに戻さないと上がらないという人は、巻き肩になっている可能性があります。

先ほどの多裂筋といっしょに「棘下筋」をしつけて強化し、肩回りの可動域を広げる必要があります。

巻き肩チェックの方法

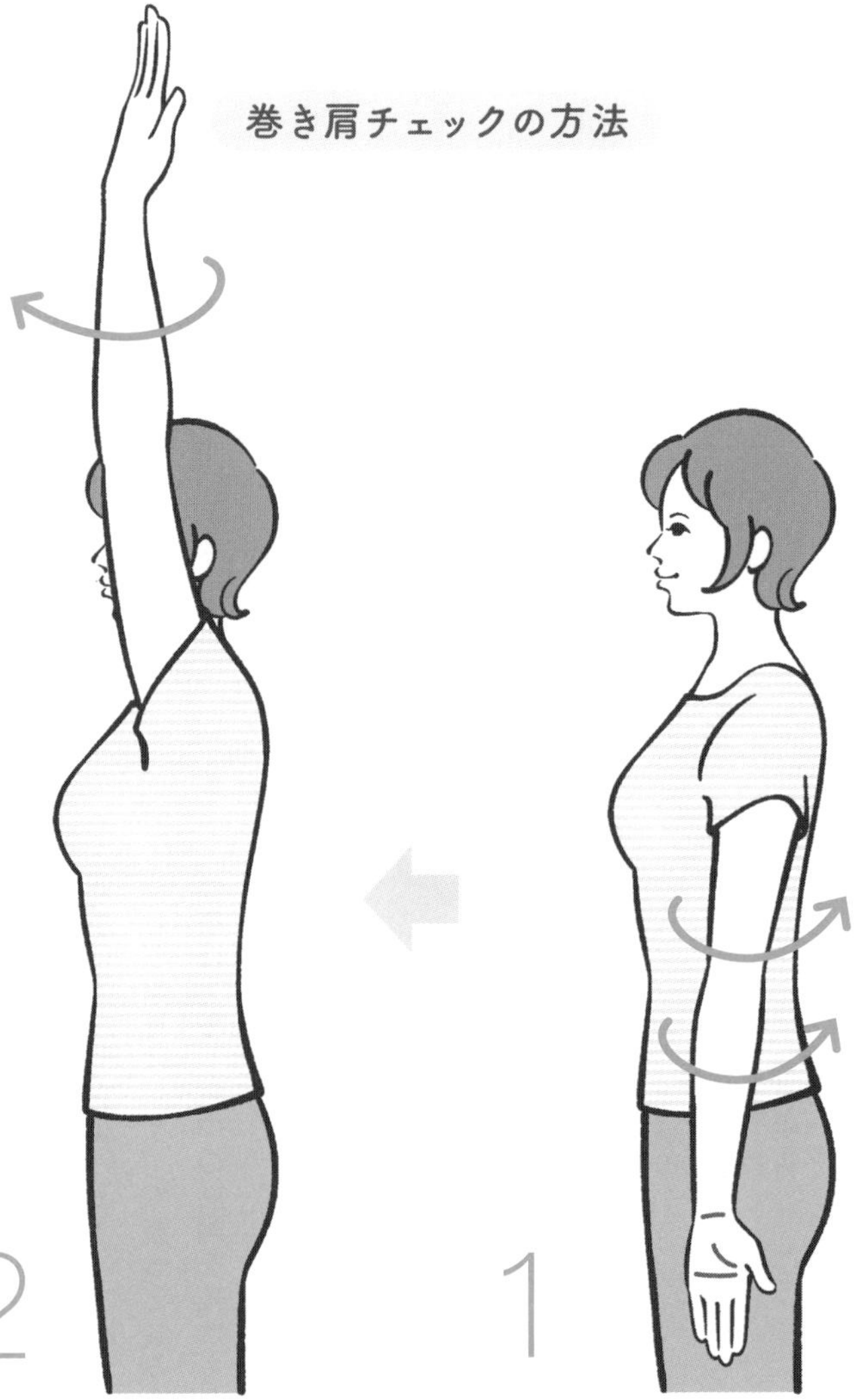

2

上腕をねじって手のひらを外に向けた1の状態のまま、腕を頭の上に持ち上げます。ひじを曲げず、手のひらが内側を向かないように、小指側からゆっくり持ち上げましょう。

1

足を肩幅に開いて立ち、両手は両脇にまっすぐ伸ばします。その状態で、片方の手のひらを外側に向けます。このとき手首だけをねじるのではなく、上腕全体を回転させるイメージで行ってください。

多裂筋が目覚める 壁ペタスクワット

5秒×10回 1セット

※慣れてきたら3セット

正しい歩き姿勢をつくる〝主役〟ともいえる多裂筋をしつける基本エクササイズ。
多裂筋を縮めるように背中を反らし、同時に体の前面を伸ばします。
壁から体を離さないように、ゆっくりと行います。
決して無理はせず、できるところまででOK。
最初は上手く背中の筋肉を縮められなくても、慣れればすぐにできるようになります。

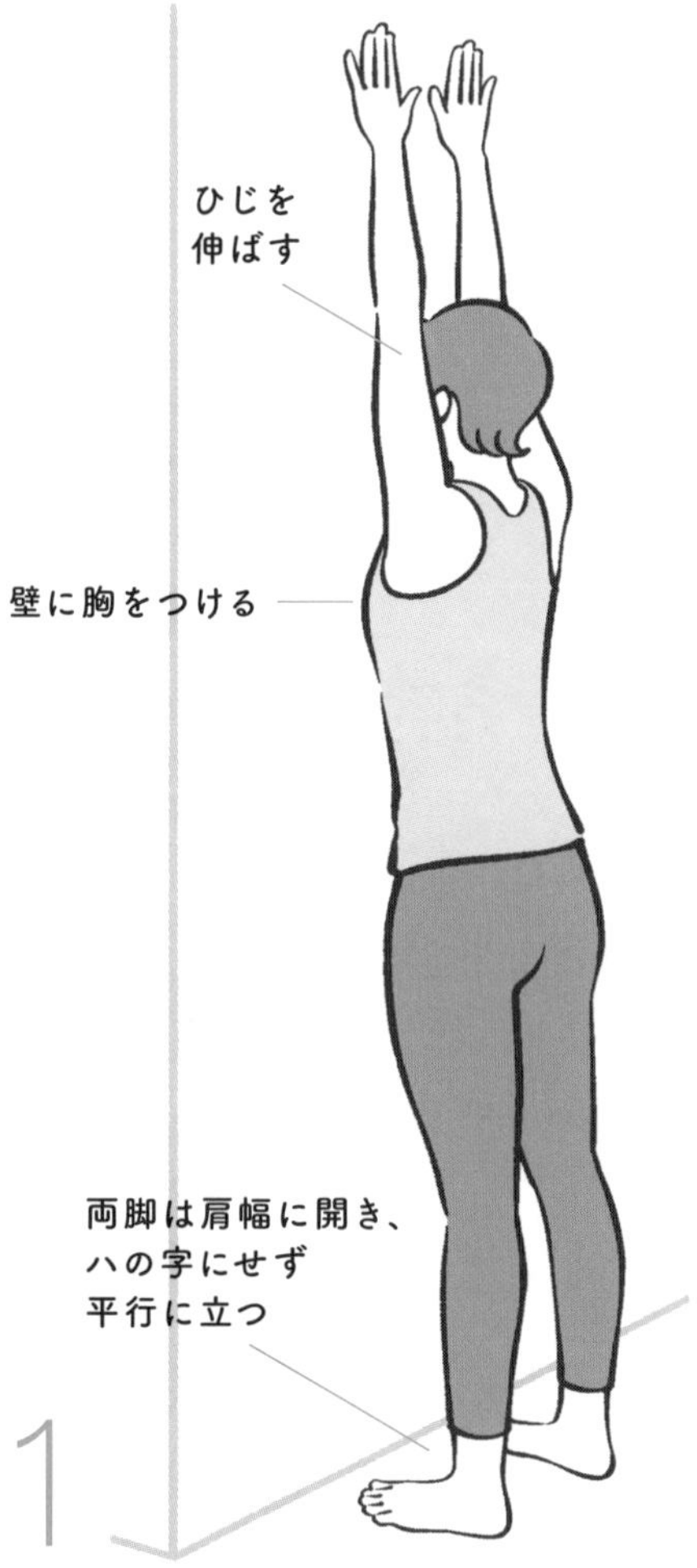
ひじを
伸ばす
壁に胸をつける
両脚は肩幅に開き、
ハの字にせず
平行に立つ

1 両腕を上に伸ばして壁に向かって立つ

脚を肩幅に開いて壁に向かって立ち、両腕を真上に伸ばして手のひらと胸を壁につけ、足のつま先を壁から5cm離す。

つらいときは	足先を壁から数センチ離すと楽になります。でも離しすぎると効果がなくなるので最大で10センチ程度まで。
肩が痛いときは	両腕を60度くらい開いて、やや「Yの字」にすると楽になります。

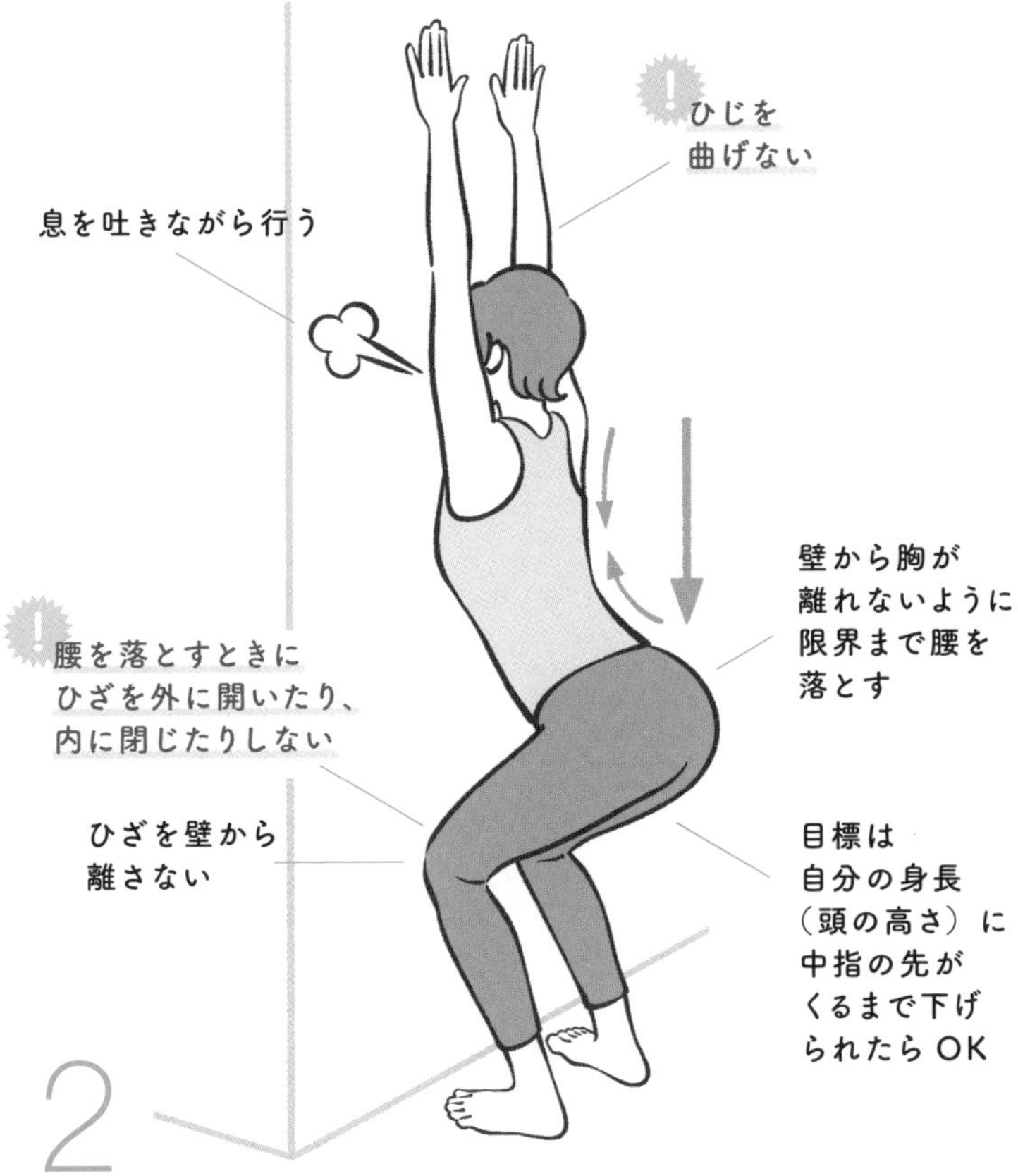
ひじを
曲げない
息を吐きながら行う
壁から胸が
離れないように
限界まで腰を
落とす
腰を落とすときに
ひざを外に開いたり、
内に閉じたりしない
ひざを壁から
離さない
目標は
自分の身長
（頭の高さ）に
中指の先が
くるまで下げ
られたらOK

2

壁から胸を離さず、ゆっくり腰を落とす

手のひらと胸を壁から離さないように、息を吐きながらゆっくり腰を落としていきます。「背中を反らせる」ことを意識し、お尻をぐっと突き出すイメージで。５秒間下げたら、ゆっくり元の姿勢に戻します。これを10回繰り返します。

背中を効率よく縮める

背中反らし

5秒×10回　1セット
※慣れてきたら3セット

「背中反らし」は、
多裂筋の動きのチェック法として紹介した
「上体反らし」（P51）を、
背筋のしつけ用にアレンジしたもの。
背中の下部を支点に、
背中を縮めながら上体を持ち上げることで、
第12胸椎周辺の多裂筋に本来の動きを
取り戻させるエクササイズです。
多裂筋チェックで目安（女性60㎝、
男性50㎝）を下回っている人は、
このエクササイズで背中をしっかりしつけましょう。

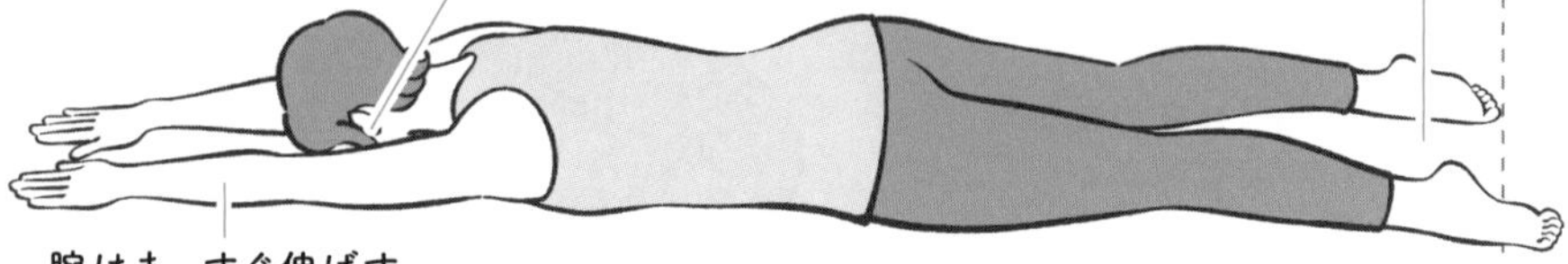
脚は肩幅に開き、
足の甲を下に向ける
腕と耳はできるだけくっつける
腕はまっすぐ伸ばす

1

両腕両脚をまっすぐ伸ばして、うつ伏せに寝る

床にうつ伏せになり、両腕をまっすぐ上に伸ばします。脚は肩幅に開いて、足の甲は床につけます。両腕を真上に伸ばして手のひらと胸、足のつま先を床につけます。

つらいときは 両腕をYの字に開くと反らしやすくなります。５秒キープがきつければ、最初のうちは３秒でもＯＫ。反らせた状態で静止することがエクササイズになります。

POINT

- 脚が浮かないように。
- 腰を反り過ぎない。
- 頭だけ上がらないように。
- きつい場合は３秒でも可。
- ひじは曲げない。
- 背中の多裂筋を使うイメージで。

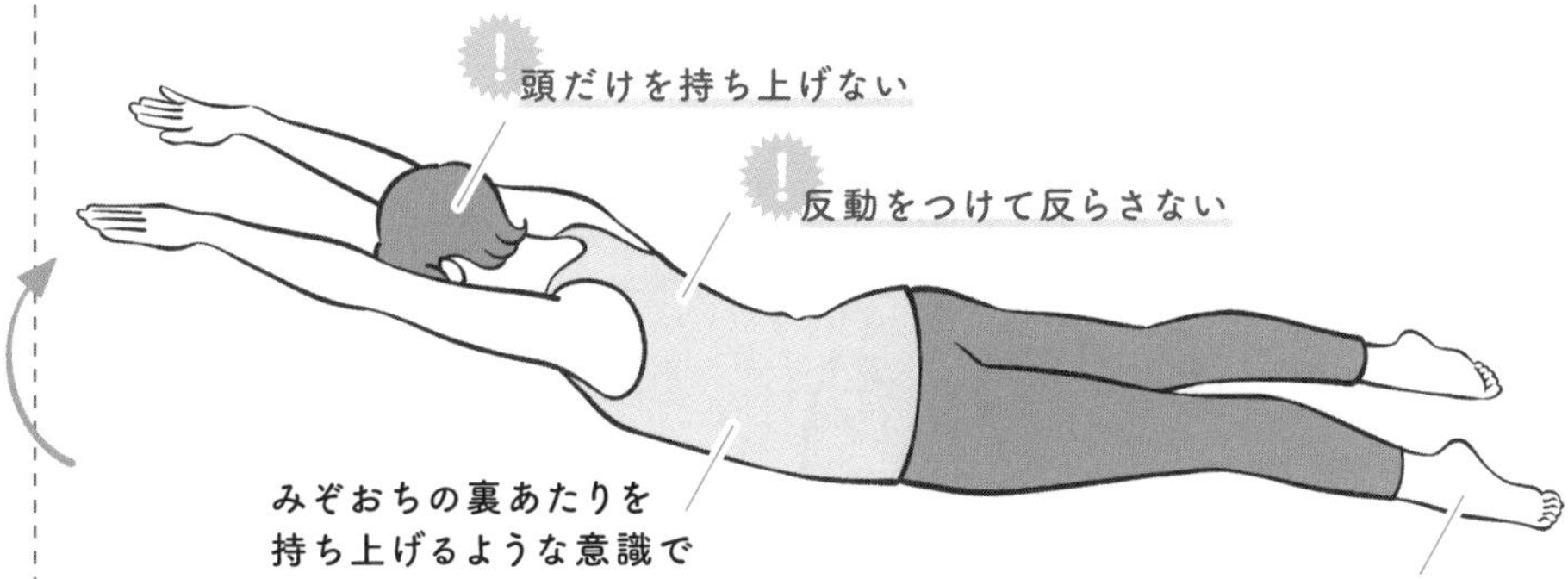
頭だけを持ち上げない
反動をつけて反らさない
みぞおちの裏あたりを
持ち上げるような意識で
上体を反らしたとき、
足の甲を床から
浮かさない

2

脚を浮かせないようにゆっくり反らせる

足が床から浮かないように注意しながら上体を反らします。限界まで持ち上げて５秒キープしたら、１の体勢に戻ります。これを10回繰り返します。

前傾姿勢で多裂筋トレ

ペットボトル・リフト

5秒×10回 1セット

首から骨盤まで、背骨に沿ってつながっている多裂筋全体を広範囲でしつけるエクササイズです。500mlのペットボトルを両手に持って行います。体を軽く前傾させた姿勢になって腕を斜め前にまっすぐ伸ばし、背中から腕まで全体を伸ばす意識でチャレンジしてください。

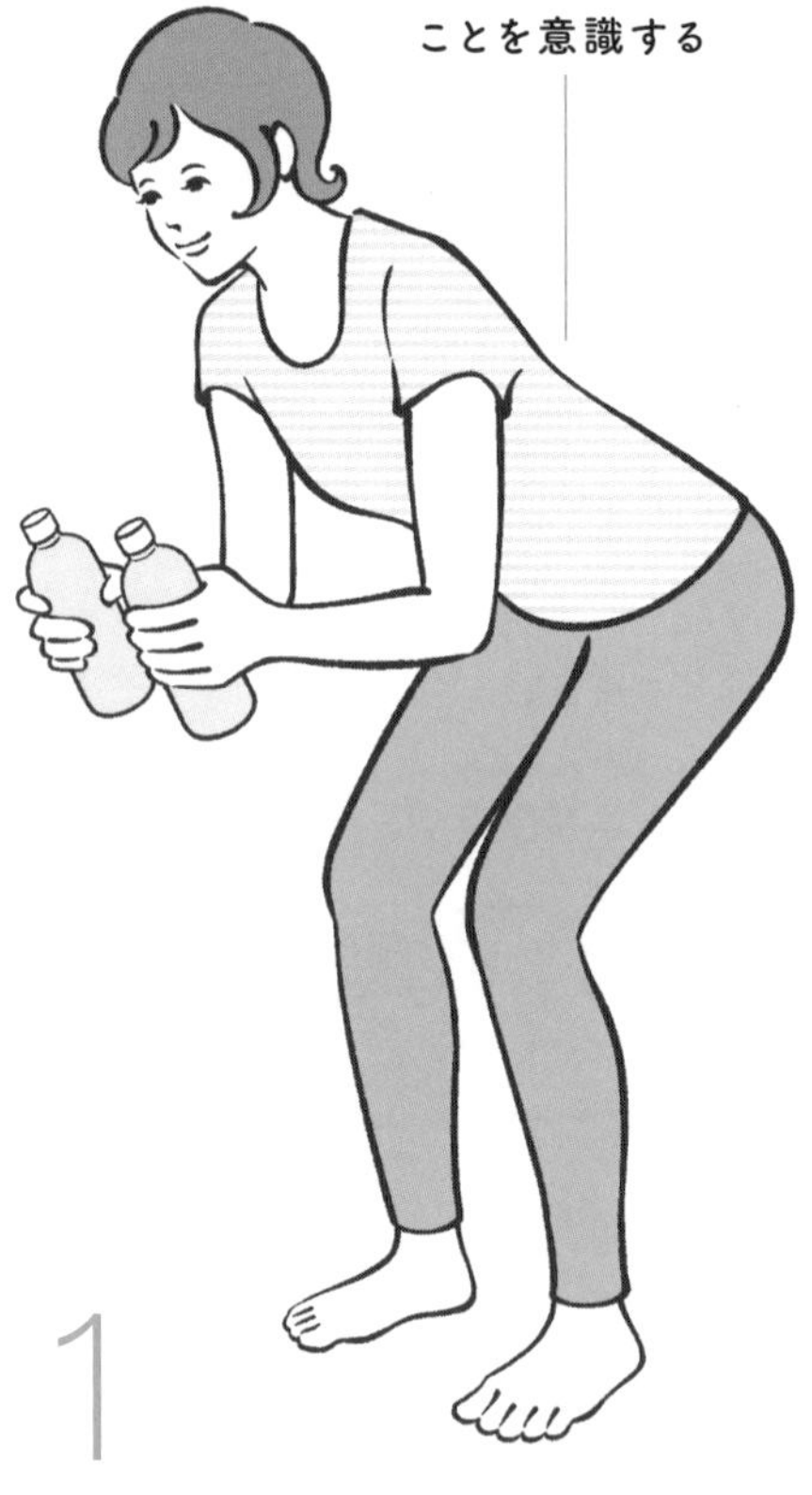

1

両手にペットボトルを持ち、ひざを緩めて前傾姿勢になる

両手に1本ずつペットボトルを持ち、脚は肩幅に開いてひざを緩めます。次に体を45度くらい前に倒して前傾姿勢になり、ひじを曲げてペットボトルを胸の前で平行に持ちます。

両腕、両ひじの間隔は
肩幅でキープする
顔を上げない
背中を丸めない
脇を締めて、
ひじを外に
開かない
ひじを曲げたり
下げたりしない

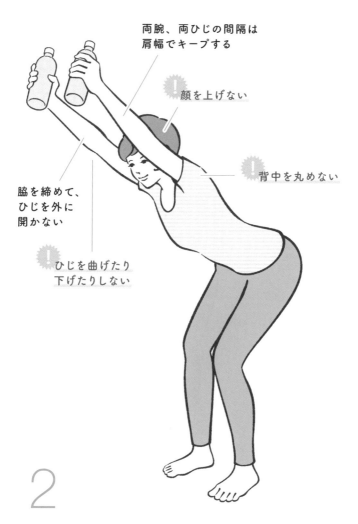

2

前傾姿勢のまま、両腕を斜め上に伸ばす

ひざをゆるめた前傾姿勢をキープしたまま、両腕を斜め前にまっすぐ伸ばしてペットボトルを持ち上げます。このとき、腕から腰までが一直線になるように意識してください。しっかり伸ばしたら1に戻って10回繰り返します。

肩の棘下筋を縮ませる

上腕ねじり

10秒×3回 1セット

肩と腕の動きにかかわる肩甲骨まわりの筋肉＝「棘下筋」を縮ませ、肩を正しい位置で動かせるようにしつけるストレッチです。壁を使って行います。続けていると肩まわりの可動域が広がってくるため、ねこ背の原因となる「巻き肩」が修正されて背中が正しく反り、姿勢もよくなります。また肩こりの改善にも効果があります。ただし痛みがあるような場合は、決して無理をしないでください。

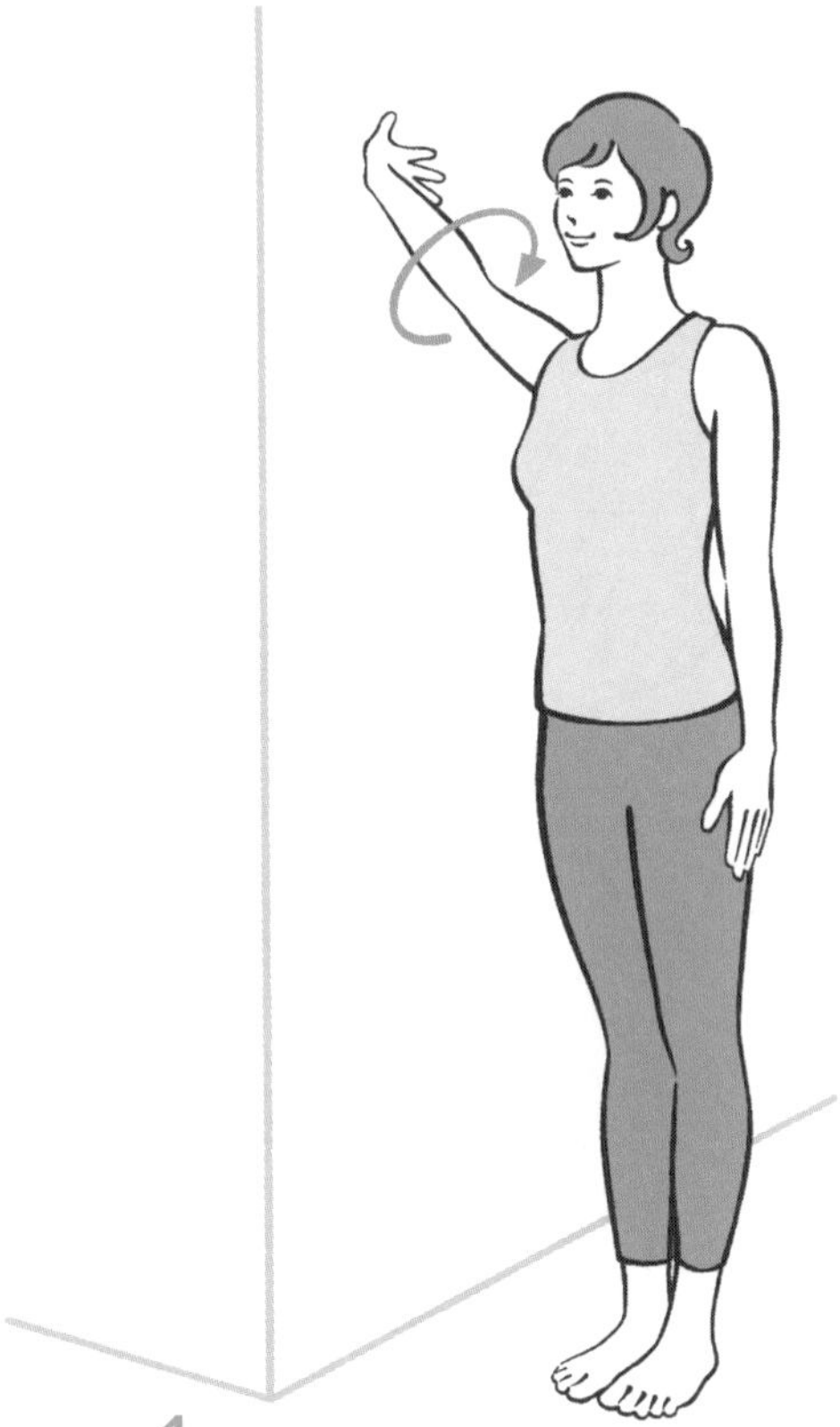

1

壁に横向きに立ち、指先を後ろにして手をつく

壁に対して横向きに立ちます。壁に指先を後ろにして伸ばし、頭の高さの位置に手をつきます。壁に手をついたまま、胸を広げる方向（正面）に脚からゆっくり回転します。

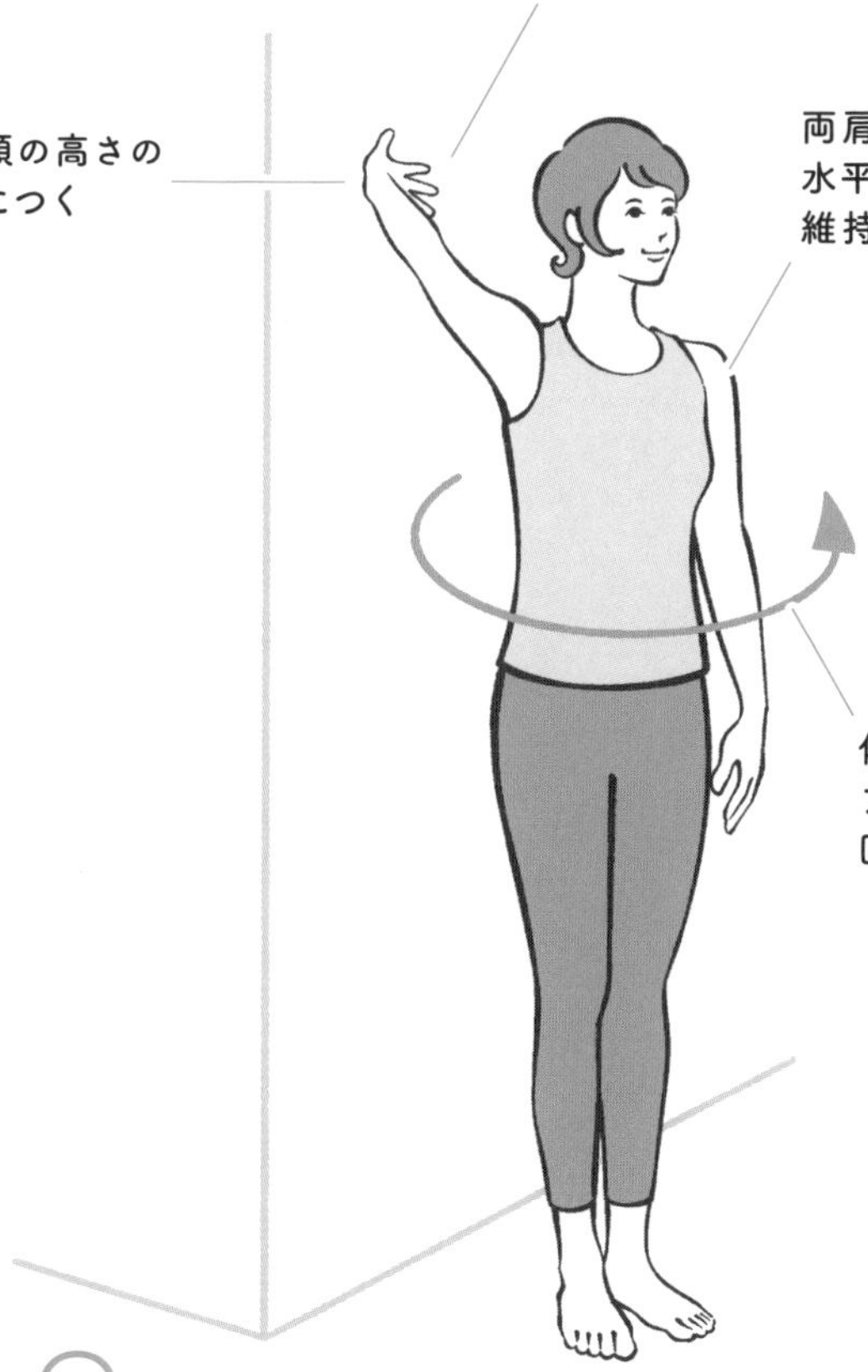
指先は上を向かないように、
床と並行に置く
手は頭の高さの
位置につく
両肩は床に対して
水平な位置を
維持する
体の軸が
ブレないように
回転する

2

足から回転し、体を正面に開いて10秒キープ

体の軸がブレないように、体が壁と水平の向きを維持できる限界まで回ったら（目標は90度回転）、その状態で10秒間キープ。いったん腕を下ろして再び1に戻り、同じストレッチを3回繰り返します。終わったら、もう片方の腕でも同じように行います。

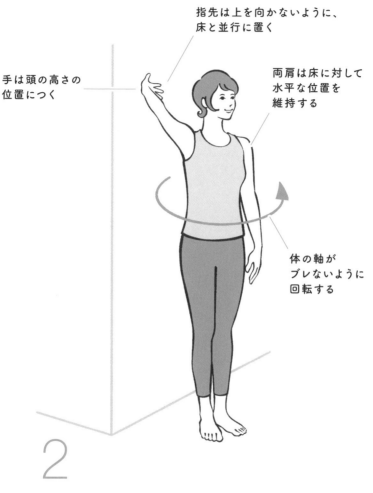

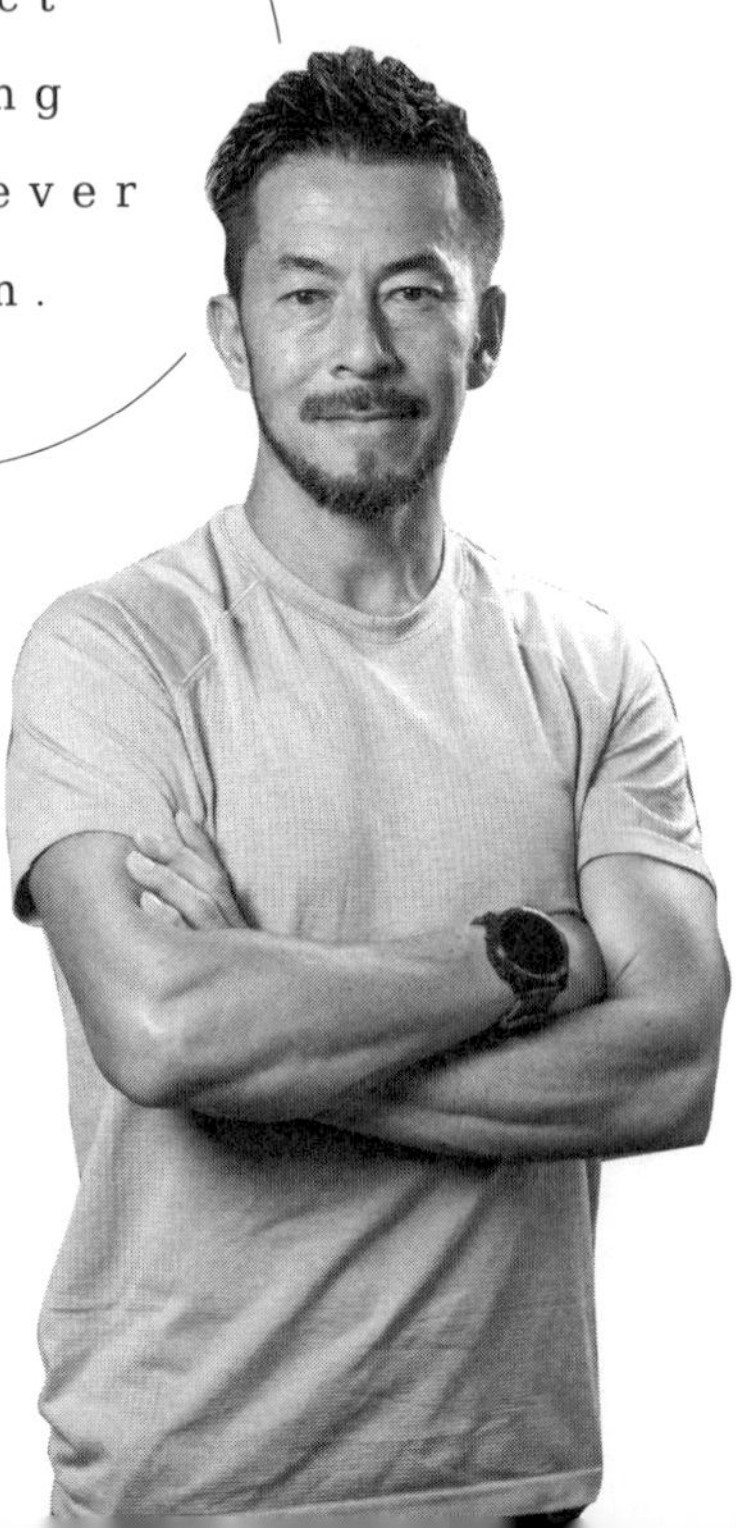

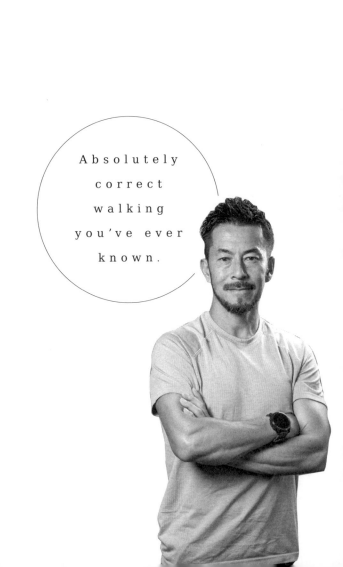

Absolutely
correct
walking
you've ever
known.

CHAPTER

3

「足指」をしつければ、歩きが変わる

現代人は「足指を動かす力」が低下している

正しい歩き姿勢をつくるもうひとつの主役が**「足指の使い方」**です。

現代人には足の重心点がかかとに寄ってしまい、足の指を使う能力、足の指を動かす筋肉が低下している人が多く見受けられます。かかと重心で後方に傾きがちになった体のバランスを取るためには、頭を前に出して背中を丸め、猫背になってしまいます。これが立ち姿勢や歩き姿勢が崩れる原因にもなっています。

多裂筋をしつけて使えるようになっても、足指を使って正しい重心を取れないと、全身のバランスが崩れて姿勢が悪くなってしまいます。

また、私が推奨する正しい歩き方のポイントは「かかとではなく、足先から着地する」**「足指で地面をつかむように蹴り出す」**ことにあります。そのフォームを維持するには、最初に地面につく「足指」の動きがとても大切になるのです。

崩れた姿勢を矯正し、正しい歩き方を身につけるために不可欠なのが「足指の力」であり、足指をしっかり動かすためにしつけるべき筋肉が、**「足指にある伸筋群」**になります。

「足指の伸筋群」とは長母趾伸筋をはじめとする「足の甲からすねにつながる伸筋」の総称で、その役割は**「足の指を伸ばしたり反らしたりすること」**にあります。

ただ、現代人は足指の伸筋群を伸ばしながら動かす機会が少なくなり、足の指を正しく使えなくなっている人のほうが多くなっているように思えます。

背筋がピンとした正しい姿勢のときの体の重心は「足首の関節より少し前」に

なります。普段からかかと重心の人が、「足首の関節より少し前」の重心を意識して立つと、想像以上につま先に重心を乗せなければいけなくなるでしょう。さらに足の指で地面をつかむようにしないと、その姿勢を維持できないはずです。

伸筋群をしつけて、足の指をしっかり動かせるようになれば、自然に「足首の関節より少し前」の重心で立ち、正しく歩く姿勢が身についていきます。

歩行に大切

足指の伸筋

足指からすねのあたりまで伸びる筋肉が長趾伸筋です。これらの伸筋群は正しく歩くことに重要な筋肉です。

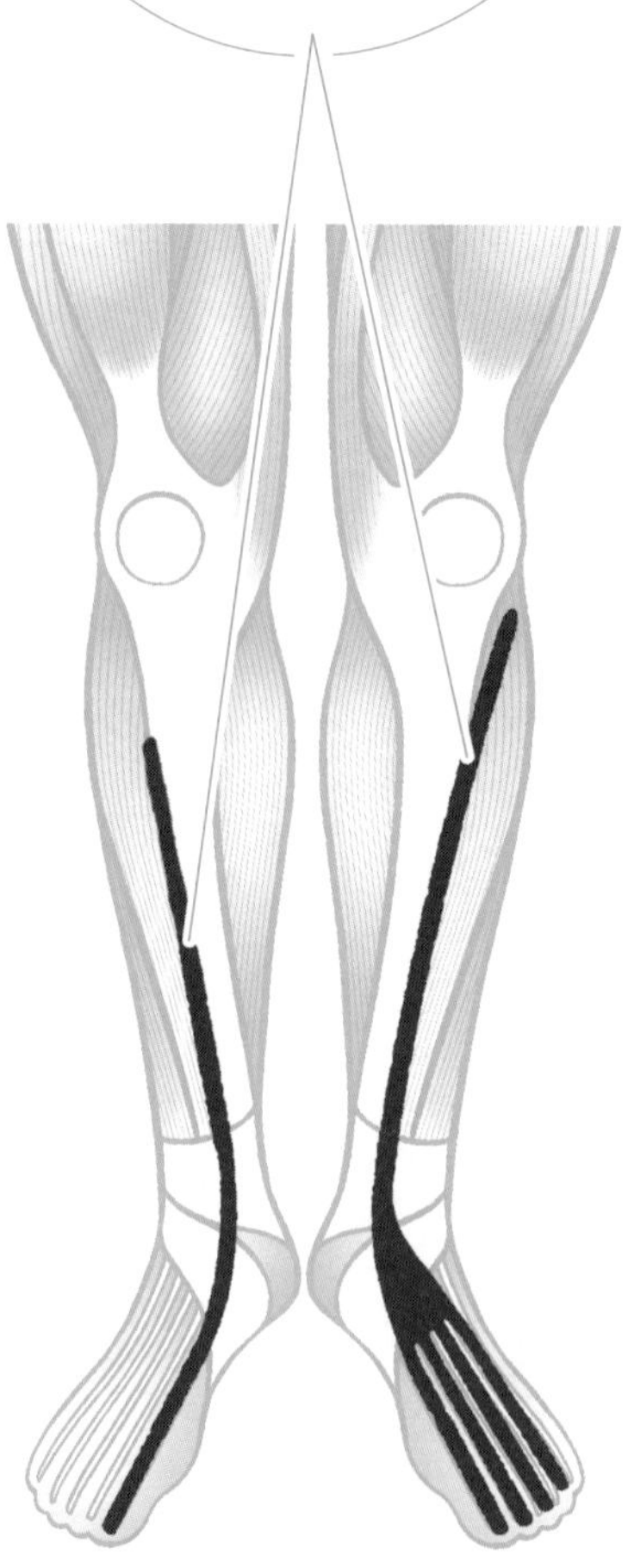

「靴とスリッパ」で、足指の筋肉が動かなくなる

私たちが「足指の伸筋群」を使わなくなった理由のひとつが「靴」です。

現代は、昔のように裸足で歩く機会が激減している上に、靴を履いて足指全体を覆ってしまうのが当たり前になっています。

しかも今の靴は性能がいいので、靴に頼っていれば**自分で足指を動かさなくてもそこそこ普通に歩けてしまいます。**それゆえに足指の伸筋群が硬く縮み、足指の本来の使い方ができなくなっているのです。

また、足指が床や地面に密着せずに**フワッと浮いた状態になってしまう**人もい

ます。浮いている足指の筋肉は動かしにくく、力も入らないもの。**これでは「しっかり地面をつかむ」ような歩き方ができるはずもありません。**しかも重心が足指に来ないため、かかと重心となって、姿勢が崩れてしまうのです。

もちろん「靴が悪い」ということではありません。問題は、靴を履く生活に慣れすぎて、足指をしっかり使った正しい歩き方を意識しなくなっていることにあります。

さらに、フローリングが主体の生活様式になったことで、家のなかでも裸足ではなく「スリッパ」を履いて過ごす人が増えました。実はこれもまた、足指を使えなくなった原因のひとつです。

「スッと履いて、サッと脱げる」のが特長のスリッパですが、逆にいえば、「履きやすいけれど、すぐ脱げてしまう」という見方もできます。

スリッパを履いて歩くとき、私たちは無意識のうちに足指を反らしてスリッパの甲の裏側につけ、脱げないように支えているはず。つまり、**スリッパのなかで足指を浮かせている**わけです。これも足指を正しく使っていない履き方といえます。

はじめのうちは足指に違和感があって歩きにくくても、頻繁にスリッパを履いていると、意識しなくてもこの不自然な履き方が普通になってしまいます。

近年、外でもスリッポンタイプの足全体を覆うサンダルを履く人が増えていますが、このタイプもスリッパと同様に足指の先を持ち上げた歩き方になりがちです。

また、たまにスニーカーのかかとをつぶして履いている人がいますが、スリッパと同じ理屈で、脱げてしまわないように足指を浮かせる履き方になってしまいます。

こうした足指を浮かせた〝スリッパ歩き〟は、悪い歩き姿勢のお手本のようなもの。履き方の悪いクセは、普段の姿勢や歩き方までをも変えてしまいます。

足指をしっかり使う正しい姿勢、正しい歩き方を身につけるためにも、スリッパの使用をできるだけ控えること、靴のかかとを踏んで履かないことをお勧めします。

「ビーサン」で正しい足指の使い方を覚える

履きものによって歩き方が変わるのですから、正しい歩き方になる履きものを選ぶことはとても大事です。

そこで、足指の筋肉を正しく使うためにお勧めしたいのが**ビーチサンダル**です。

ビーチサンダルだけではなく、雪駄《せった》や草履《ぞうり》のようなものでもかまいません。重要なのは**「鼻緒がついている」**ということです。

ビーチサンダルや草履は、足の親指を中心に指で鼻緒を支点にインソールをしっかりつかまなければ脱げてしまいます。そのため、足指の筋肉を使いながら歩くことになり、知らず知らずのうちに足指が鍛えられるのです。

また足先に力を入れることで体の重心が自然と前寄りになり、足指で蹴り出すという正しい歩き方ができるようになります。

鼻緒のある履きものだと「歩きにくい」「足が異常に疲れる」という人も多いかもしれません。それは、**足指に力を入れる習慣がついていない証拠**であり、正しく歩けていない証拠でもあるのです。

足指の伸筋群を動かすことに慣れて力を入れられるようになると、逆に歩きやすく疲れにくくなってきます。

ビーチサンダルで外を歩くのに抵抗がある人は、**自宅のルームシューズ**としてスリッパの代わりに履いてもいいでしょう。

ラグビー日本代表のラスボス・**堀江翔太氏がビーチサンダルでトレーニングしている映像**を見た方もいると思いますが、前述の理由によるものです。

2つのチェックで足指伸筋群の状態を確認する

立っているときや歩いているときに、足指が地面や靴の底に接していない、接していても足指に力が入らず踏ん張れない状態を**「浮き指」**といいます。それはまさに、足指の伸筋群を縮めて使っているということでもあります。

ここでは2つの方法で自分の足指の伸筋群の状態をチェックしてみましょう。

「浮き指チェック」の方法

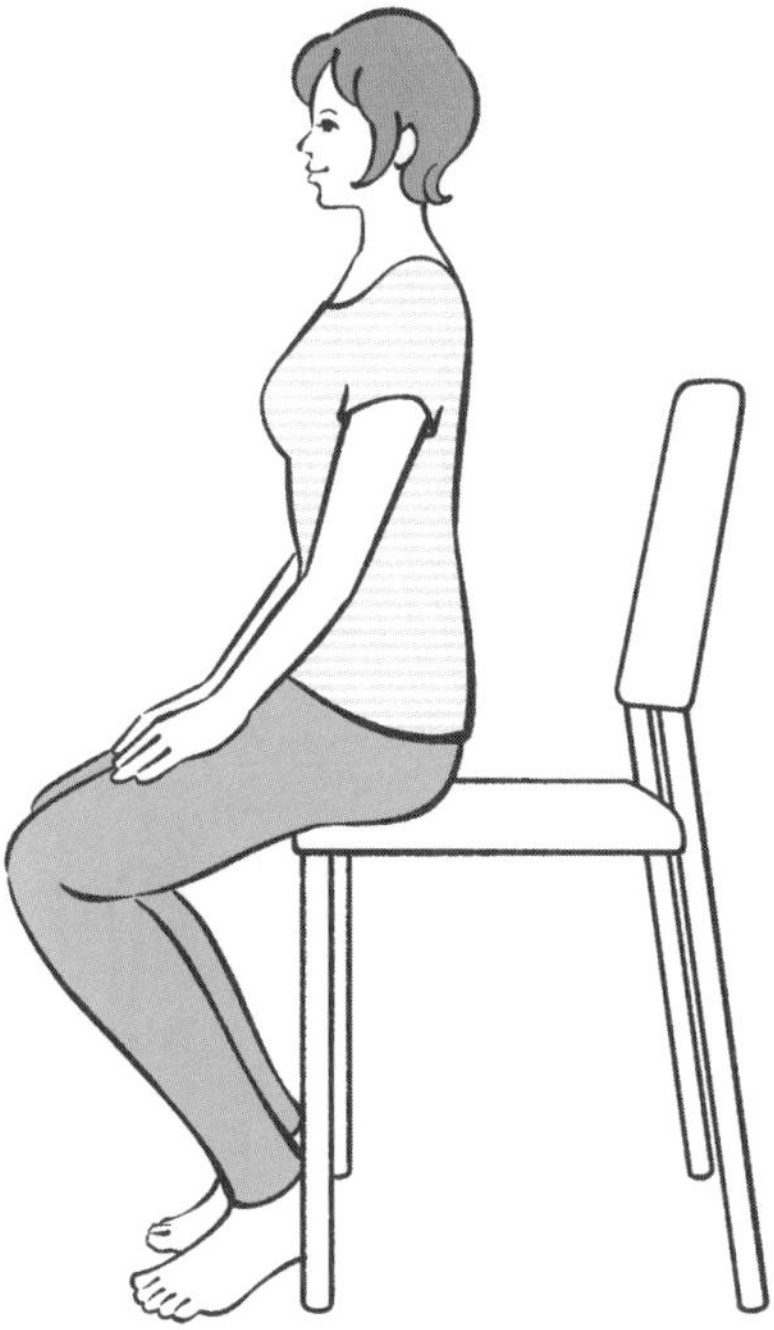

1

裸足で、足の裏が床にしっかり着く高さのイスに座ります。

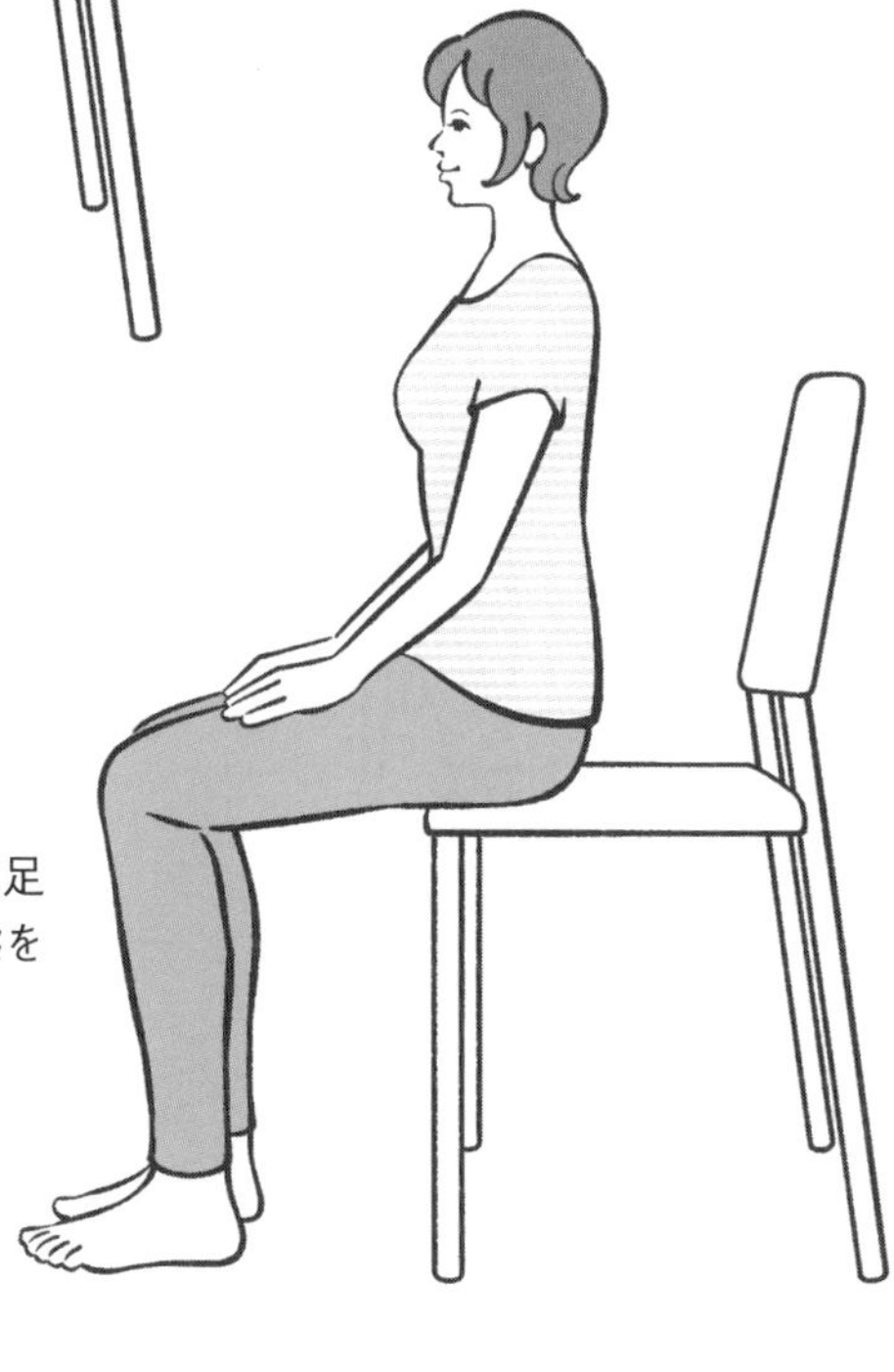

2

足の力を抜いて床に足を置き、指先の状態を確認します。

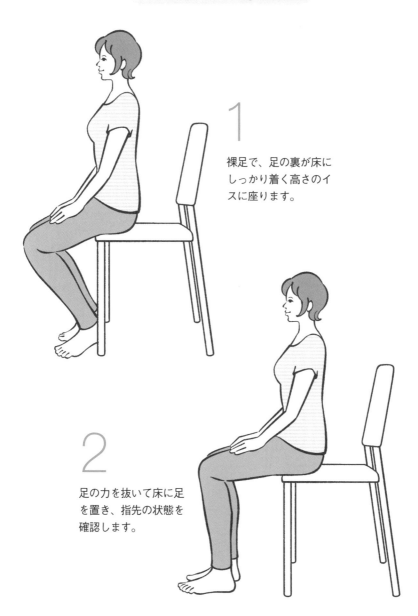

「浮き指改善」の方法

1

イスに座った状態で右
足を左足のひざの上に
のせます。

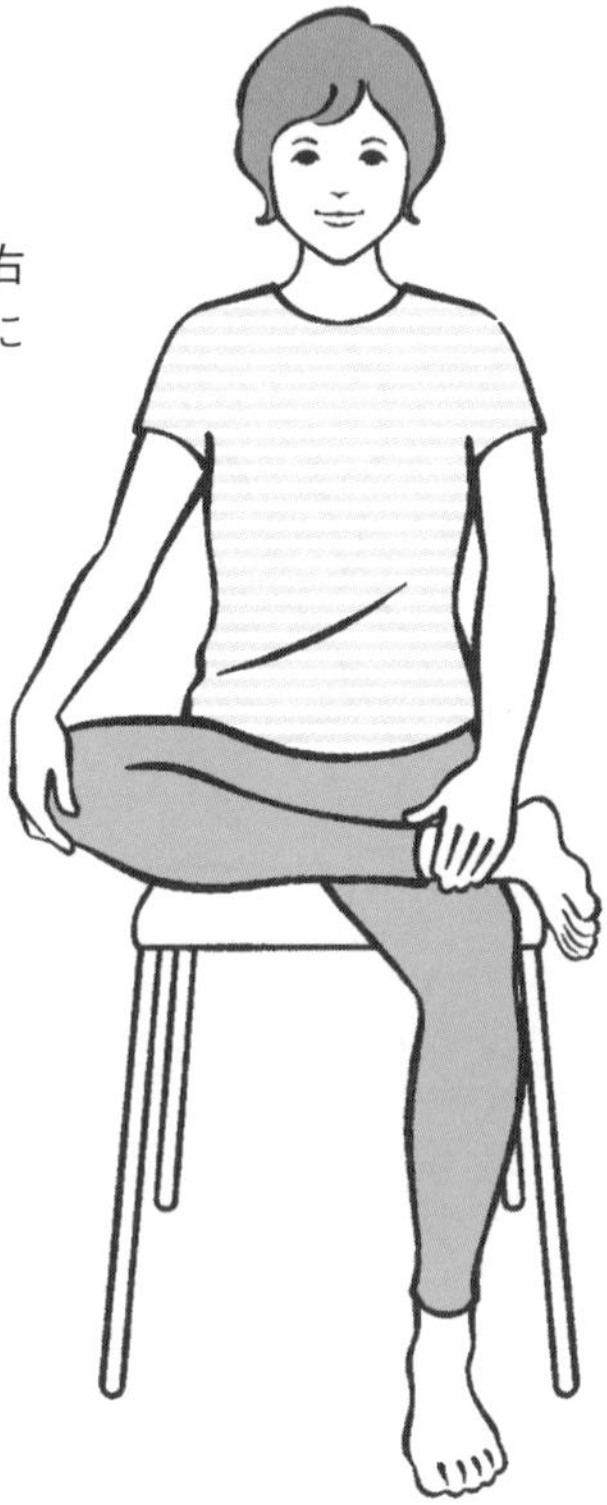

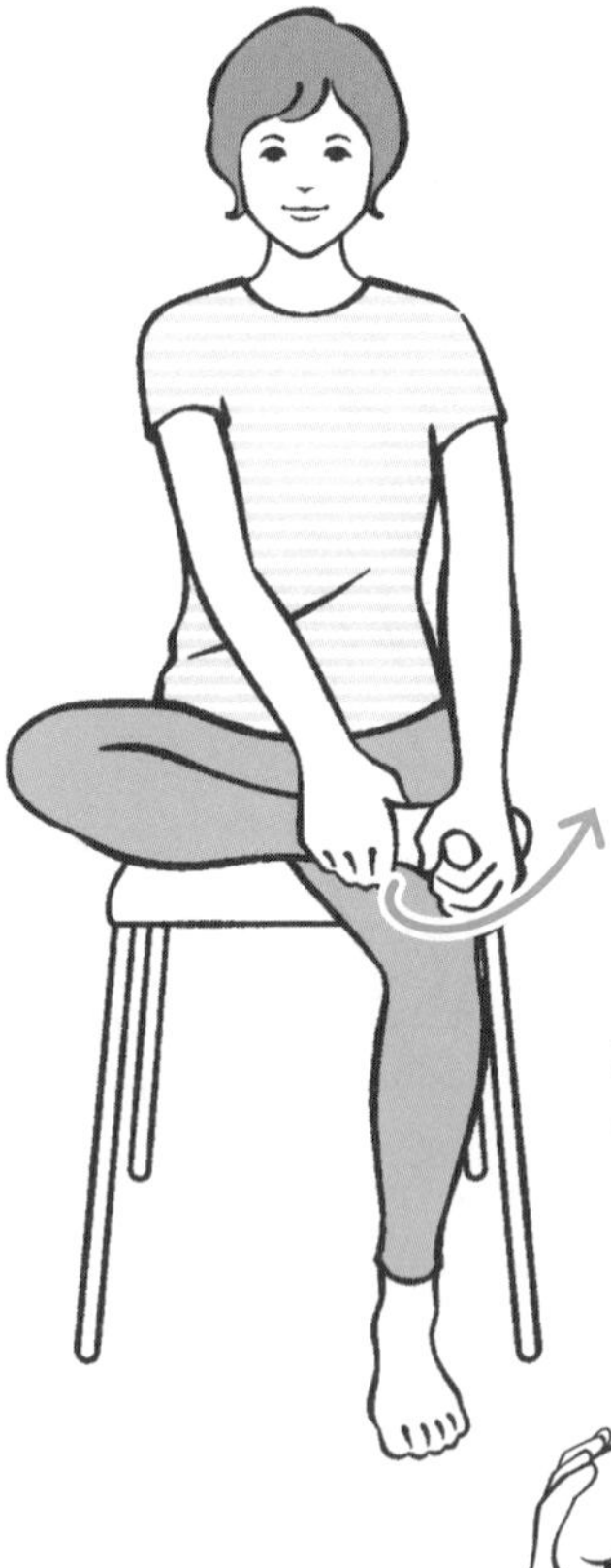

2

左手で右足の指をつか
み、つけ根から右側に
グッと曲げます。

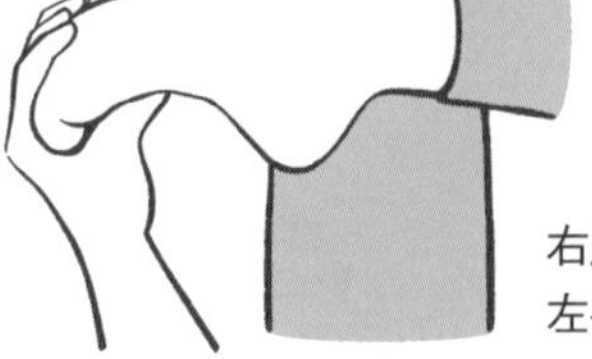

右足甲を
左手で伸ばす

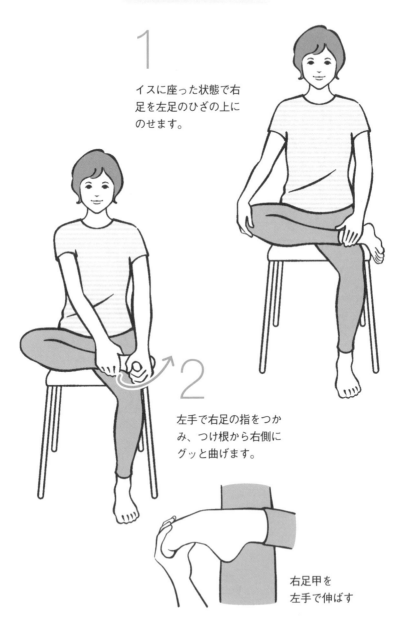

ひとつめは「浮き指チェック」です。

――このとき、足指はどこを向いているでしょうか。

足指の先が床から浮いている、あるいは指先が上を向いている人は要注意。足指に力が入っていない「浮き指」がクセになっている可能性があります。

2つめのチェックは「足指つかみ」です。

――このとき、足指はどのくらい曲がったでしょうか。

「足首から甲がまっすぐ伸びながら足指が曲がった」という人は、足指の伸筋群が動いています。「曲がったのは足指だけ。足の甲は動かなかった」という人は伸筋群がほとんど動いていない証拠だと心得てください。

浮き指の可能性が高い人、伸筋群が動いていない人は自分で気づかないうちに体の重心バランスが崩れ、悪い立ち姿勢や歩き姿勢になっているかもしれません。

P84以後で紹介する簡単なエクササイズで、足指の伸筋群のしつけを習慣にしていただきたいと思います。そして時折、この2つのチェックで足指の状態を確認するといいでしょう。

足指とともにしつけたい「足指の屈筋群」

足指の伸筋群と一緒にしつけたい足まわりの筋肉がもうひとつあります。それが「足指の屈筋群」です。

屈筋群とは伸筋群と逆のはたらきをする筋肉のこと。足指を反らす動きをするのが足指の伸筋群で、**足指を曲げるときに作用するのが屈筋群**になります。

足指の屈筋群は、地面からの衝撃を吸収分散して全体重を支える「土踏まず」の下にあるアーチをつくり、維持する筋肉です。このアーチが崩れると全身のバランスが崩れ、やはり姿勢の歪みを引き起こす原因になってしまいます。

足裏は建物でたとえれば、いちばん下で体を支える「土台」部分。さらに唯一、歩く際に地面と接する部分でもあります。しっかりと地面を踏みしめ、足指で〝地面をつかむ〟ように歩くためにも、足裏を鍛えることが重要になるのです。

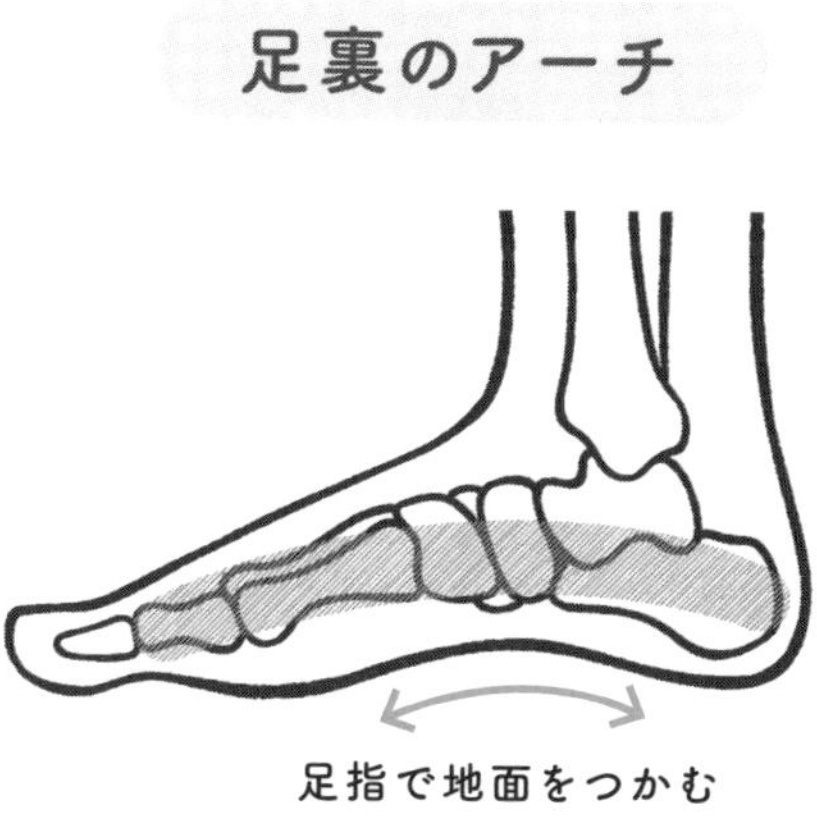

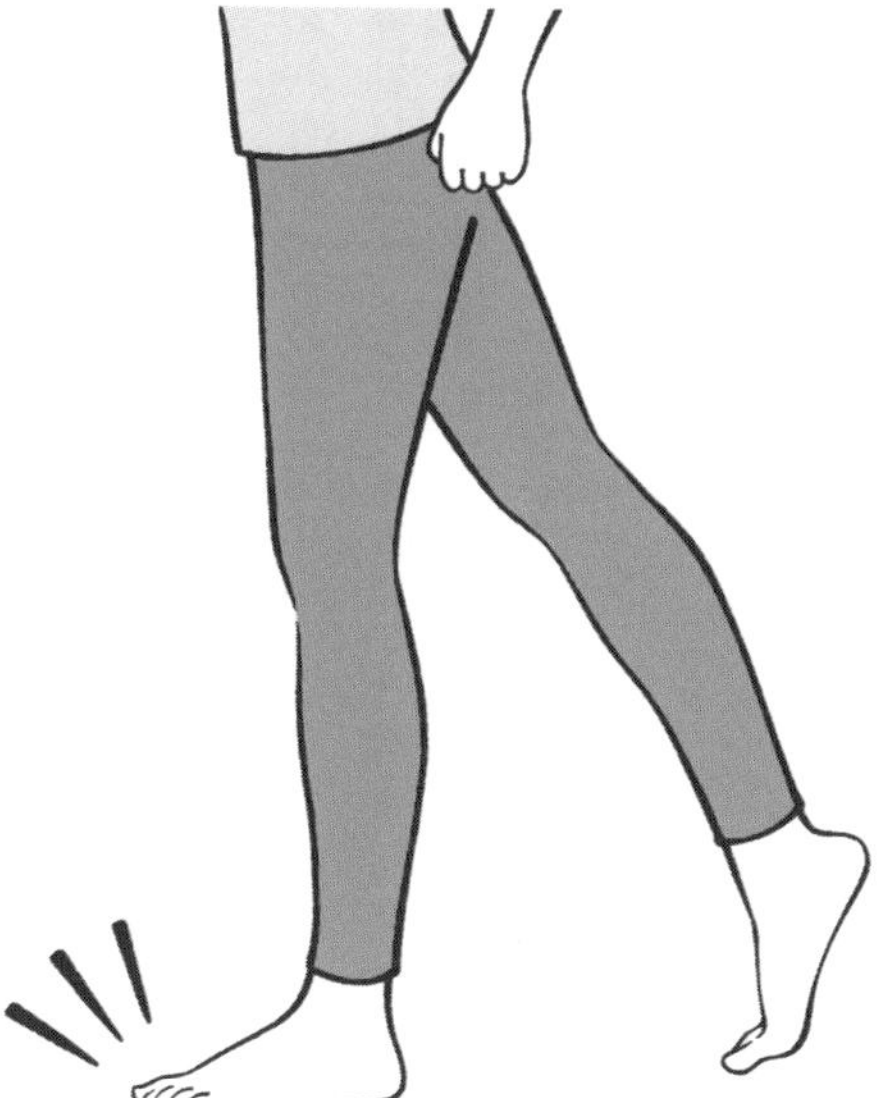

足指の伸筋群を動かす

足指グッとストレッチ

10秒×3回 3セット

※慣れてきたら5セット

足の甲からスネにまでつながっている伸筋群を伸ばし、足指をしっかり使える状態にしつけるエクササイズです。

マットやクッション、バスタオルなどのやわらかいものの上で足指を曲げて伸ばします。

最初は曲がらなくてもかまいません。

また急に伸ばすと筋肉を痛める恐れもあるので、できる範囲で無理せずゆっくり行います。

甲からスネにわたる筋肉をグーっと伸ばしましょう。

POINT

- 足のつけ根から曲げる
- すねの筋肉が伸びるイメージで
- 無理して強く曲げない

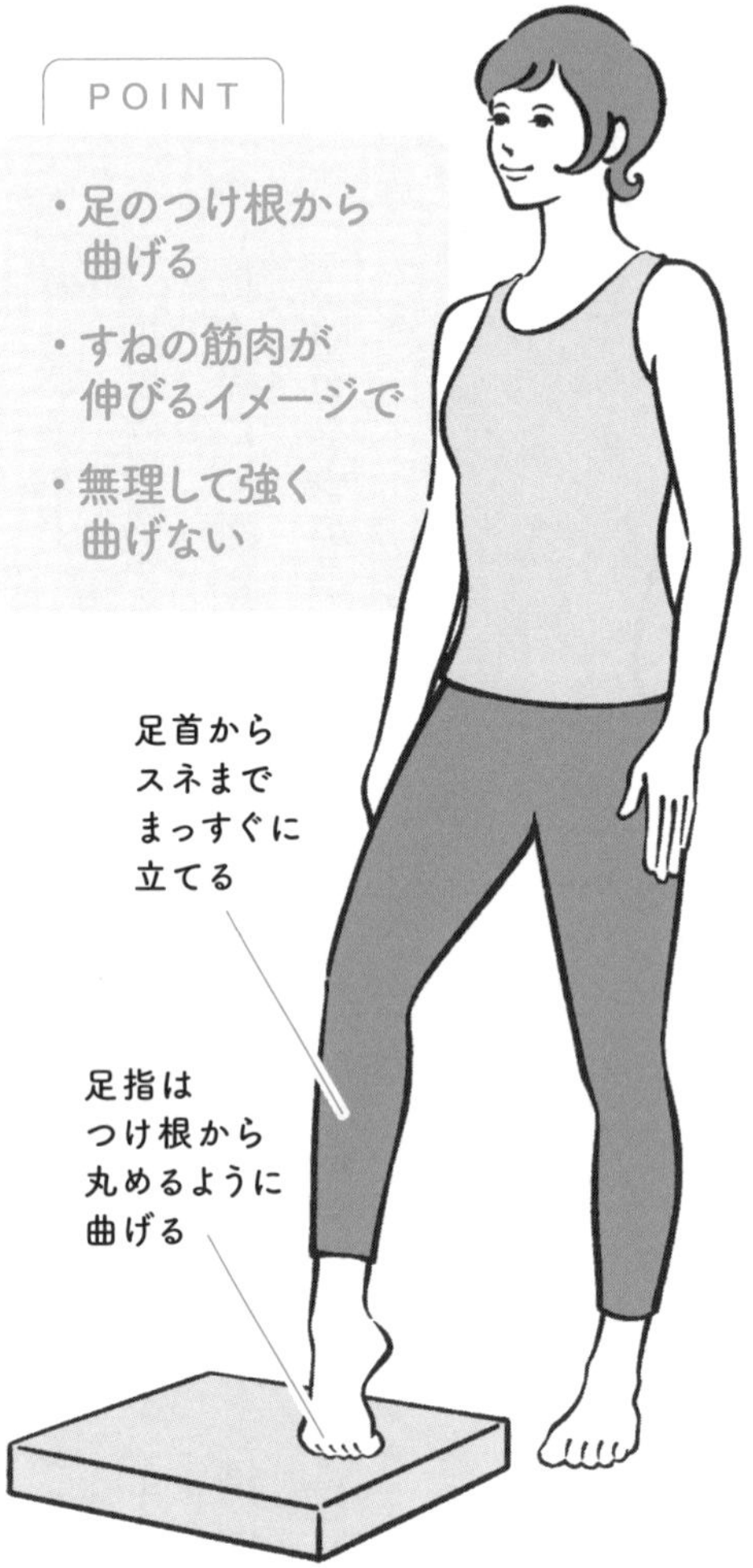
足首からスネまでまっすぐに立てる
足指はつけ根から丸めるように曲げる

1 マットの上に片方の足指を曲げて立てる

マットやクッションなどの上で、片方の足の指をつけ根からグッと丸めるように曲げて立てます。このとき、小指側に足首が曲がらないように注意してください。

つらいときは イスに座った体勢でマットの上に足指を曲げて立てて行ってもOKです。

POINT

- 足首が曲がらないように
- 背筋を伸ばし正面を見る
- 慣れてきたら徐々に回数を増やす

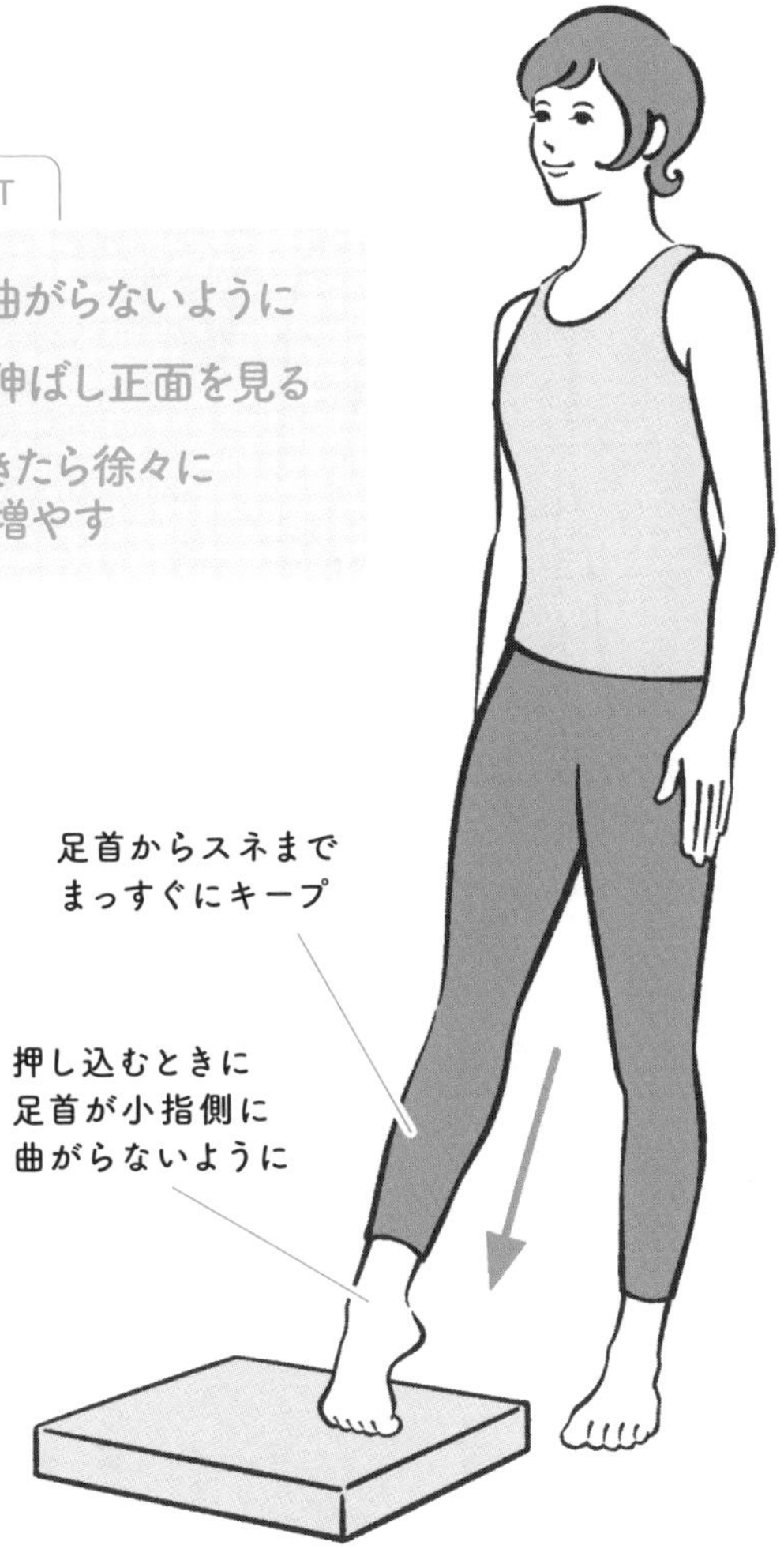
足首からスネまで
まっすぐにキープ
押し込むときに
足首が小指側に
曲がらないように

2 スネを伸ばして足指を軽く押し込み、10秒キープする

ゆっくりひざを伸ばしながら足指をマットに軽く押し込んで、その状態のまま10秒キープします。このとき小指側に足首が曲がらないようにしてください。3～5回繰り返したら、次はもう片方の足で行います。

足指の屈筋群を刺激する

足裏ボールゴロゴロ

3方向を各10秒
左右1セットずつ

足指をしっかり曲げるための筋肉（屈筋群）を刺激するエクササイズです。ゴルフボールなどを〝土踏まず〟で踏んで転がすことで、足裏に理想のアーチをつくり、足指を適切に使える状態にしつけます。3つの方向に転がしてバランスよく刺激しましょう。やわらかいボールでは効果が出ないので、硬いボールを使ってください。ただし、痛みなどがある場合は無理をしないでください。

POINT

- はじめは痛気持ちいい程度に
- 猫背にならないように姿勢を正す

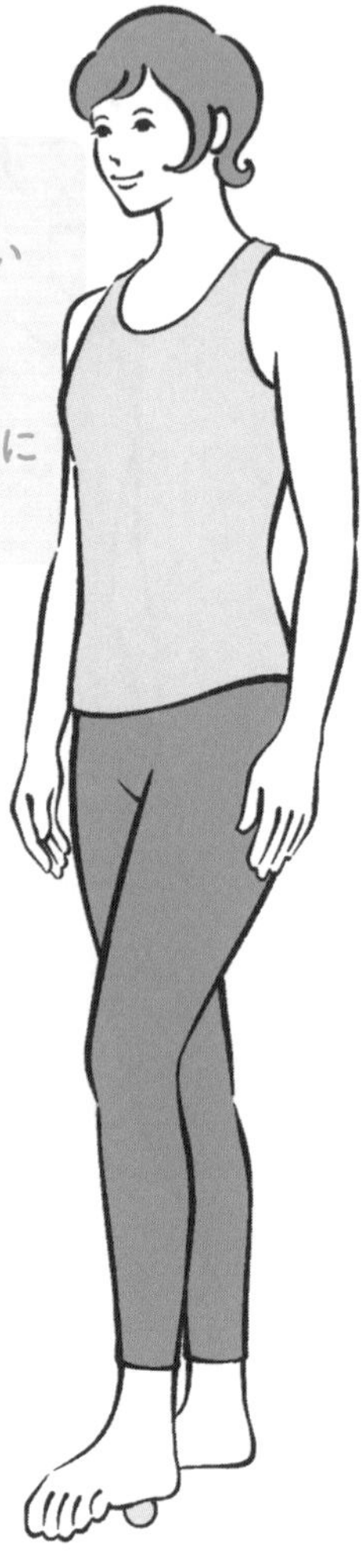

1

片方の足で硬いボールを踏む

まっすぐ立って、片方の足の下（足裏）にゴルフ ボールなどの硬いボールを置き、「土踏まず」で踏みます。

POINT

・ゆっくりと体重をかける
・かかとから指先に向けて
・足裏の老廃物を指の方に動かすイメージで

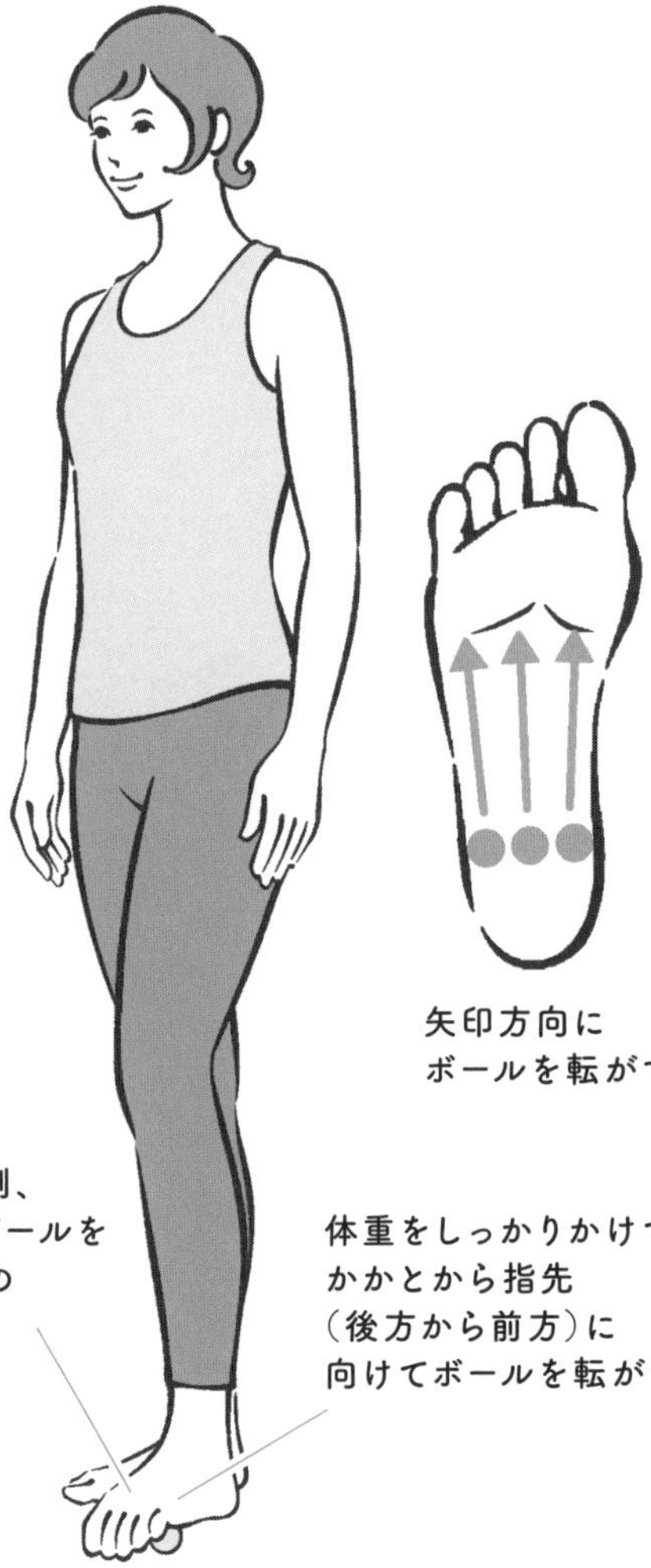
矢印方向に
ボールを転がす
足裏の真ん中、左側、
右側の3方向からボールを
転がし、足裏全体の
動きを作る
体重をしっかりかけて、
かかとから指先
(後方から前方)に
向けてボールを転がす

2

体重をかけ、足を手前に引いて転がす

ボールを踏んだ足に体重をかけながら、かかと側から指先に向けて足裏でボールが転がるように、ゆっくりと足を引きます。足裏の真ん中、左側、右側の３方向に10秒ずつ転がしたら、もう片方の足も同じように行います。

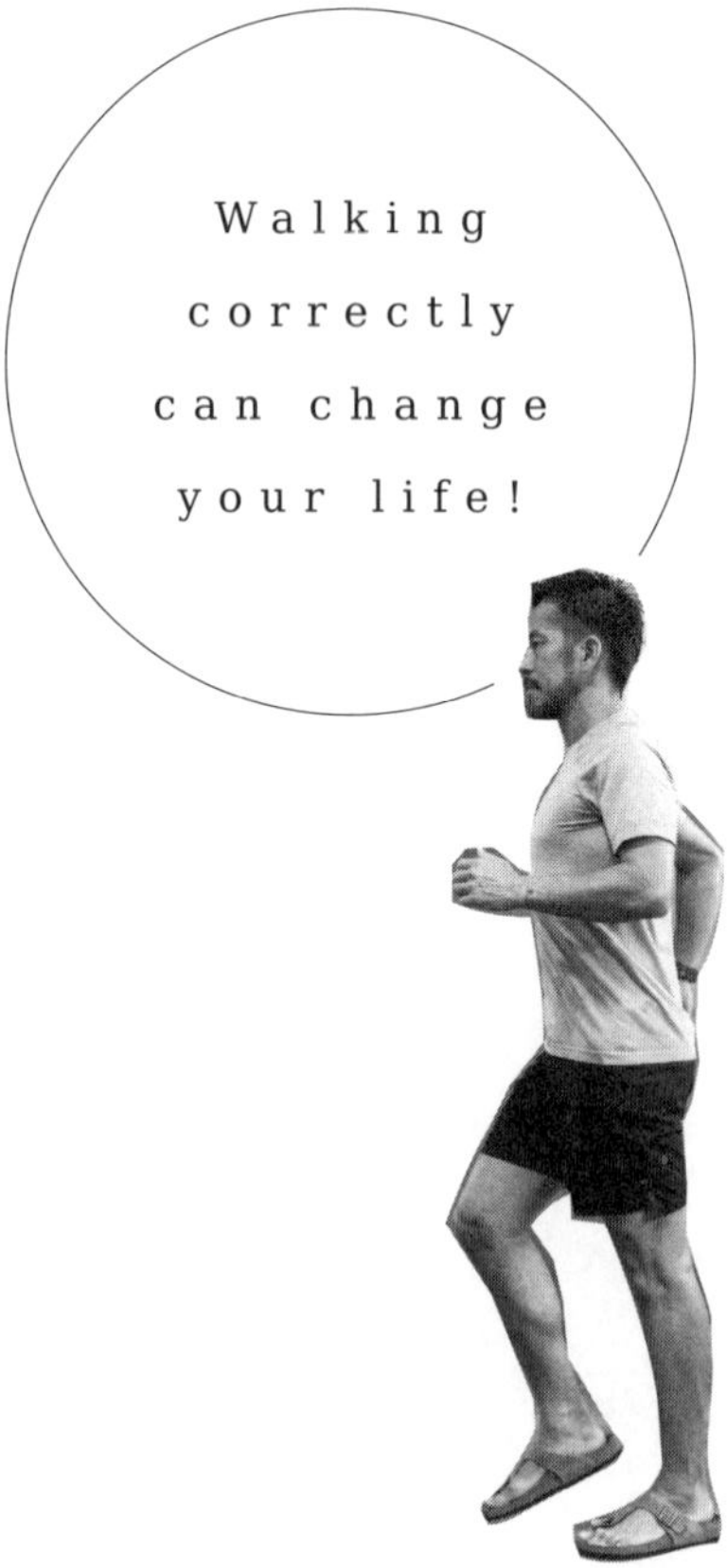
Walking correctly can change your life!

CHAPTER

4

正しい歩き方がもたらす、不調知らずの健康生活

正しい姿勢で歩けば、腰や関節の痛みが軽くなる

本書ではここまで、正しく歩くには「背中の多裂筋」と「足指の屈筋・伸筋群」をしつけることが大事だと申し上げてきました。

ただ私たちの動作は、特定の筋肉のはたらきだけではなく、さまざまな筋肉が連動して働くことによって起こっています。それは「歩く」という、日常生活でのもっとも基本となる動作でも例外ではありません。

ですから悪い歩き方のクセがついて背中を反らせなくなったり、足指が使えなくなったりすると、それに連動して股関節の周囲や足の裏側の筋肉、肋骨のまわりやおなかの筋肉などの動きも鈍ってしまいます。

でも逆の見方をすれば、多裂筋と足指の伸筋群をしつけて正しく歩くことは、動かなくなっているほかの筋肉たちを目覚めさせて、全身のバランスを整えることにつながるともいえます。

つまり、正しく歩くことがそのまま、普段の「立ち姿勢」や「歩く以外の動作における姿勢」を正すトレーニングにもなるのです。

正しく歩けるようになると普段の姿勢が正しくなるだけでなく、「筋肉を動かさない」「筋肉の使い方が悪い」といったことが原因で引き起こされていた体のさまざまな不調も改善されていきます。

そのもっとも顕著な例が**「腰やひざ、肩などの関節の痛み」の改善**です。

筋肉の間違った使い方、筋肉への偏った負荷のかけ方を続けていると、体の関節に過度な負担がかかったり、関節が正しく動けなくなったりします。

腰痛

たとえば、腰痛も間違った筋肉の使い方が引き起こす痛みのひとつです。私たちが腰を痛める大きな原因のひとつに挙げられるのが**「腰椎を無理に動かす」**動作です。

上半身を左右に〝ひねる〟動きをするとき、私たちはどうしても「腰(＝腰椎)をひねっている」と思いがちです。

ところがCHAPTER2で解説したように、上半身の〝ひねり〟の際に動いているのは腰椎ではなく、背中。とくに第12胸椎なのです。そしてその第12胸椎を動かしているのが背中の多裂筋です。腰をひねる動作のなかで、上半身を前に倒す動き以外は第12胸椎を軸にした動きになります。

つまり、多裂筋がはたらかず第12胸椎が動かなくなると、動かない腰椎を無理やり動かそうとすることになります。これで腰（腰椎）を痛めてしまうのです。**歩き方も腰痛と密接に関係しています。**足指の屈筋群が動かなくなって歩き姿勢が崩れると着地時の衝撃が吸収・分散されにくくなり、ひざや股関節だけでなく腰にも大きな負担がかかってしまうのです。また間違った歩き方に多いねこ背や反り腰も、腰痛の原因になります。

ひざの痛み

かかとで着地する「悪い歩き方」だと、着地のときの大きな衝撃がひざにもろに伝わってしまうため、**関節を痛めるリスクが高く**なります。

また、かかと重心で歩くクセがつくと、前太ももの上部の筋肉（大腿四頭筋上部）に常に負担がかかります。この筋肉を使いすぎると疲労して柔軟性がなくなって硬くなり、それに連動して、ひざのすぐ上の筋肉まで動かなくなってしまいます。その結果、ひざを支える力が低下して、腫れやすくなったり変形したりして痛みが生じるのです。

肩の痛み

背中が丸まって頭が前に出た姿勢が続くと、重い頭部を支えるために肩や首に常に負担がかかることになります。

また猫背の姿勢だと、**肩の関節が本来のポジションで正しい動きができなくなります。**

その姿勢のままで腕を上げたり回したりすると、肩の関節に軋《きし》みが生まれ、そこから痛みが生じることになります。

関節が痛くなる原因はさまざまですが、悪い歩き姿勢をつくっている筋肉をしつけ直して関節への負担を軽減することは、痛みを遠ざける非常に有効な〝一手〟になるのです。

正しい姿勢で歩けば、血流も改善する

筋肉は「体を動かす」ためだけのものではありません。実は、**体中の血液の循環をサポートする**というとても重要な働きも担っています。

筋肉には血流を後押しする「ポンプ」としての役割があります。血液を全身に送り出しているのは心臓だということは誰もがご存じでしょう。ところが実際には、心臓の力だけでは全身に血液を行き渡らせることができません。そこで働くのが**「筋肉のポンプ作用」**です。

筋肉は体を身体動作に伴って「伸びる、縮む」を繰り返していますが、そのたびに筋肉の間を走っている血管を圧迫したり緩めたりしています。それに合わせて、血管を圧迫したときは血液が送り出され、緩めたときは血管に血液が流れ込むことになります。これが筋肉のポンプ作用です。

つまり、筋肉がよく動けば血流もスムーズになり、筋肉の動きが悪ければ血流は滞ってしまうのです。

血管が硬い人も筋肉が硬くなります。筋肉は動かさないと動きを忘れて硬くなります。筋肉が硬くなって血流が滞りがちな血管も、やはり硬くなります。

そう考えれば、**筋肉を動かしていない人は動脈硬化をはじめとする血管系疾患になりやすい**ということもいえます。事実、「体（筋肉）が硬い人ほど動脈硬化が進みやすく、ストレッチでやわらかくすれば動脈硬化が改善する」という研究報告もあるのです。

とくに、ふくらはぎと足裏の筋肉のポンプ作用は重要です。

心臓から送り出された血液は全身に酸素や栄養分を供給し、同時に、不要となった老廃物を回収して戻ってきます。

心臓より高いところに位置する部位をめぐる血液は、重力が影響するためスムーズに心臓に戻ってきますが、心臓より低い部位から戻ろうとする血液は、重力に逆らうことになるため、どうしても「下から押し戻す力」が必要になります。**ふくらはぎと足指の筋肉は、そのために必要な「ポンプ」の役割を担っている**のです。

そしてふくらはぎと足指の筋肉の動きを左右してるのが、正しい歩き姿勢に欠かせない「多裂筋」や「足指の屈筋・伸筋群」になります。

この3つの筋肉をきちんと動かさず、かかとで着地するような悪い歩き姿勢を続けていると、ふくらはぎと足指の筋肉の動きも悪くなってポンプ作用も衰え、血流にも悪影響が出やすくなるのです。

動かなくなっていた筋肉を目覚めさせ、しつけ、正しく筋肉を動かして歩く——。日常で頻繁に行う「歩く」という基本動作のなかでしっかりと筋肉を動かしていれば、血管が常に伸び縮みするようになり、血流もよりスムーズになります。そうすれば自然と血管の柔軟性が維持できるため、結果として血管型のトラブルのリスクの軽減にもつながっていきます。

さらに、ふくらはぎと足裏の筋肉を動かしてポンプ作用を活性化させれば、不要な水分や老廃物の排出も促進されるため、足のむくみやふくらはぎの「つり」の予防にもなります。

正しい歩き方でのウォーキングが生活習慣病の予防に効果的だとされているのには、こうした理由もあるのです。

筋肉を正しく使って歩けば、疲れにくくなる

CHAPTER1で「正しい歩き方をすれば、24時間でも歩き続けられる」と申し上げました。そこには、**「正しく歩けば、疲れにくい」**という意味合いも含まれています。

筋肉には血流を押し流すポンプ作用があることはすでに説明しました。筋肉が動かずにポンプとしてのはたらきが鈍ると、血中に疲労物質が溜まりやすくなります。

私たちが肉体的な疲労を感じるのは、血液中に疲労物質が蓄積されるからです。

そのとき、体内の血液循環がスムーズに行われていれば、蓄積された疲労物質は順調に腎臓などの臓器に運ばれ、時間の経過とともに体外に排出されます。

ところが、筋肉の動きが鈍くなったり動かなくなって血流が悪くなると、疲労物質が排出されにくくなります。十分に休んだつもりなのに疲れが抜けずに残ってしまうのは、**血液中の疲労物質が排出されずに残ってしまっているから**です。

疲れやすい体とは、筋肉が動かず血液中に疲労物質が残りやすい体ということなのです。

筋肉をきちんと使って正しく歩く習慣が身につくと、血流も改善して疲労物質を速やかに排出できるようになります。つまり「疲れにくい体」になるのです。

また、疲れているからといって動かずに静養ばかりしていると、筋肉の動きが悪くなり、血流が滞って、かえって疲労回復が遅くなってしまいます。

むしろ**疲労がたまっているときは、いい使い方で筋肉を動かし、血液循環をよくして疲労物質を排出させる**方が、疲れが取れやすくなるということが言えるのではないでしょうか。

多裂筋や足指の伸筋群をきちんと使って歩くことで、疲れにくく、疲れても早く回復できる体を手に入れましょう。

正しく歩けば、「冷え＆不眠」の悩みが消える

手足が冷たくなる「冷え性」に悩む人は少なくないと思います。体の冷えはいわゆる「冷え性」のほかに、がんや脳血管障害、心疾患といったさまざまな病気

の要因にもなるといわれています。

冷えを引き起こす原因となる自律神経を整えるには、筋肉をしつけて正しい姿勢を取り戻すことが有効だと前項でお話ししました。

そしてもうひとつ、筋肉をしつけて動かすことが冷えの解消につながる理由があります。それは、筋肉には体を動かしたり血液の循環をサポートしたりするほかに**「熱をつくる」**という役割があるからです。

私たちの体温は、筋肉がエネルギーを消費するときに発する熱、そしてその熱によって温かくなった血液が全身を巡ることで維持されています。

ちなみに人間が発する1日の熱量の約6割は筋肉でつくられているとされていますが、**筋肉量や運動量（筋肉を動かす量）が多いほどつくられる熱も多くなります。**

ですから運動不足や間違った体の使い方による筋肉のはたらきの低下も体内の熱量不足につながってしまうのです。女性に冷え性が多いのは、男性と比べて筋肉量が少ないことが理由だともいわれています。

逆にいえば、筋肉をしつけて適切な運動量が維持できれば、熱をつくる力もアップするということ。それは冷えの解消にもつながるということです。

そのためにも、まずは動かなくなっている筋肉をバランスよく動かして、正しい筋肉の使い方を体に思い出させることが大事になります。

さらに冷えが解消されると、不眠が改善されてぐっすりと眠れるようにもなります。

なぜなら、**睡眠の質は「体温」ととても深い関係がある**からです。

人間の体温には2種類あり、体の内側の体温を**「深部体温」**、外側の体温を**「表

皮体温」と呼びます。

私たちの体には**「深部体温が下がると眠くなる」**という性質があります。夜になるとだんだん手足が温かくなってくる感覚、おわかりでしょうか。これは体の表面に血流を集めて手足から熱を放出することで、深部体温を下げようという働きです。つまり体が「眠る準備」を始めているわけです。

ところが手足が冷えて熱が放出されにくくなっている冷え性の人は、深部体温がうまく下がりません。そのため不眠になりやすい傾向があるのです。

深部体温は一般の体温計では測定できないのですが、冷え性の自覚がある人はもちろん、自覚がない人の約6割も深部体温が低いといわれています。

また、冷え性の人は日中起きて活動しているときでも体温があまり上がらないため、夜になると「体温を下げすぎてはいけない」という防衛機能がはたらきます。その結果、より深部体温の変動が少なくなりがちなのです。

睡眠のカギを握る**深部体温をコントロールしているのは多裂筋をはじめとするインナーマッスル**であり、その血液循環のカギは、前述した「筋肉のポンプ作用」が握っています。

ですから動かなくなっている筋肉を正しく動かす歩き方を習慣にすれば、「冷え」を解消し、「ぐっすり快眠」を手に入れることもできるのです。

代謝が高まって「太りにくい体」になる

人はなぜ太るのでしょうか。その理由はシンプルで、「摂取するエネルギー量より、消費するエネルギー量が少ないから」です。つまり、太るのは「摂取エネルギーが多すぎる」もしくは「消費エネルギーが少なすぎる」か、どちらかということです。

食事制限によって多すぎる摂取エネルギーを減らすのがダイエットの〝王道〟ですが、食生活を変える、しかも食べたいものを我慢するやり方は何かとストレスも多く、長続きしにくいもの。

「やせるために食事制限を始めたけれど三日坊主で挫折」といった経験がある人も多いのではないでしょうか。

食生活を変えずにダイエットするなら、「消費エネルギーを増やす」アプローチに取り組んでみましょう。

消費エネルギーを増やすには、まず「基礎代謝」を高めることが大事になります。

基礎代謝とは人が生きているだけで消費するエネルギーのことで、1日の消費エネルギーの約6~7割を占めています。

そして、この**基礎代謝を高めるために非常に効果的なのが「正しく歩く」こと**なのです。

基礎代謝を高めるために重要視すべきは、筋肉での消費を増やすことです。とくに内臓・骨格を支え続けているインナーマッスルは、基礎代謝として消費されるエネルギー量が大きい筋肉になります。

正しい歩き姿勢に欠かせない背中の「多裂筋」も、基礎代謝を上げるインナーマッスルのひとつ。つまり、多裂筋をしっかりとしつけて動かしながら歩く習慣をつけることは、**基礎代謝のアップにもつながる**のです。

直接的にダイエットに効くとはいえませんが、脂肪の代謝に関わる肩甲骨まわりの細胞に刺激を与えることで基礎代謝を上げられるとされています。

「褐色脂肪細胞」が肩甲骨や背骨の回りに存在していて、それが余剰なエネルギーとして蓄えられた体脂肪や皮下脂肪の燃焼も手伝うという理論です。

全身の体脂肪の代謝に関わる褐色脂肪細胞は成長とともに減少していき、増やすことはできませんが、これを活性化させる方法が実は**肩甲骨を動かすこと**なのです。

正しく歩く腕振りで肩甲骨を動かすことと、肩甲骨のはたらきを作る「壁ペタスクワット」（P60）で脂肪の基礎代謝を上げることも期待できるでしょう。

ウォーキングが脂肪燃焼効果の高い有酸素運動だということは広く知られています。でも間違った歩き方をしていては、ダイエット効果も半減してしまいます。それどころか逆に体を痛める恐れもあります。

効率よく健康的にダイエットをしたければ、正しい歩き方で歩く。正しい姿勢で筋肉をバランスよく使って歩くことは、普段の生活で実践できるとても効率のよいダイエット法になります。それが習慣になれば、自然に「太りにくい体」が手に入るのです。

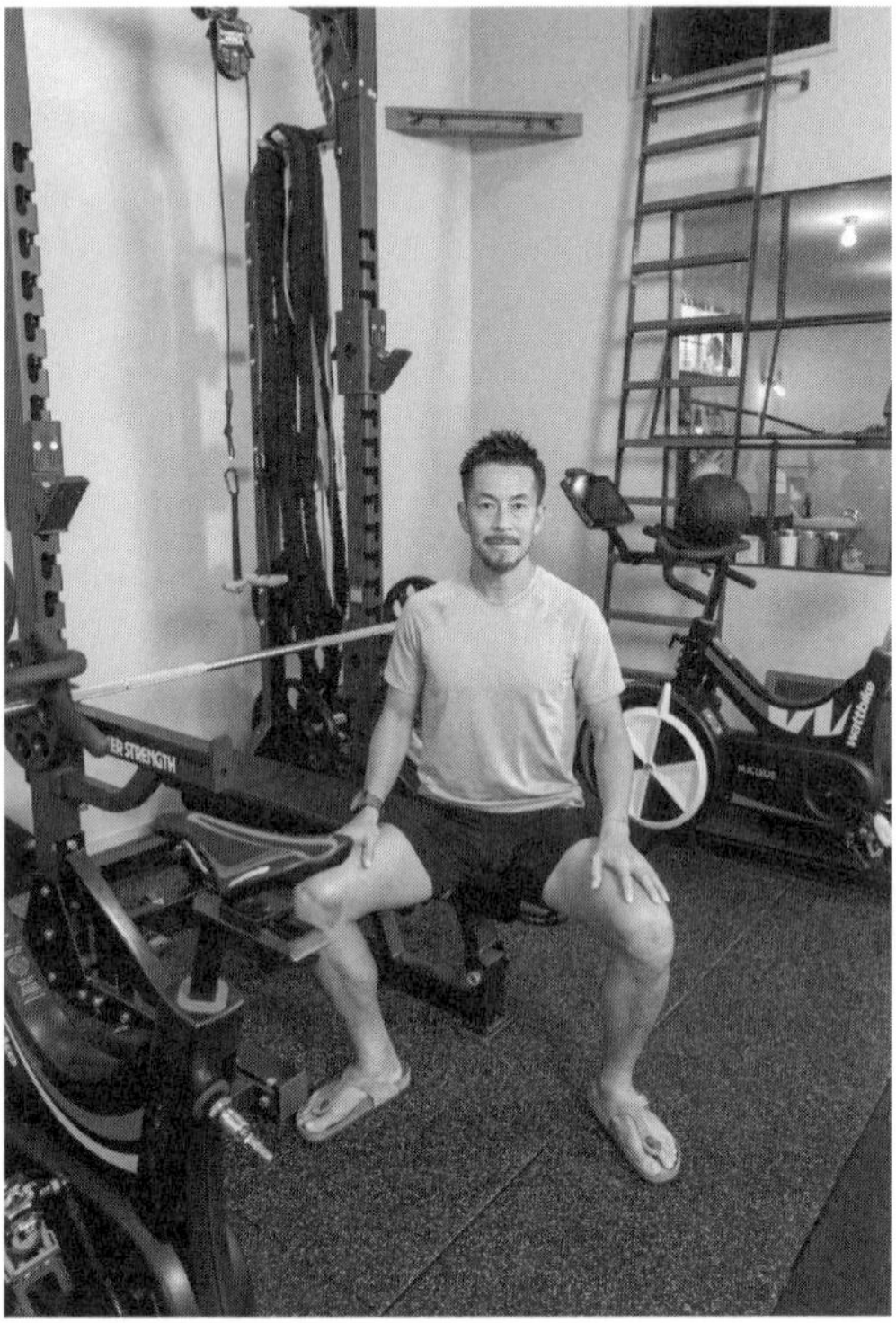

CHAPTER

5

普段の動作から「正しい姿勢」を整える

日常生活でも背中を意識した姿勢を

ここまで、正しく健康的な歩き方にとって背中や足の筋肉を目覚めさせ、正しく〝しつける〟ことの重要さと、そのためのエクササイズを紹介しました。

さらにもうひとつ、意識していただきたいのが「普段の生活のなかで、しっかりと背中や足の筋肉を使う」ことです。

正しい歩き姿勢は普段の動作における姿勢と相通じています。普段から姿勢の悪い人が「歩くときだけ」正しい姿勢になるということはまずありません。

正しく歩くエクササイズをしても普段の姿勢が崩れていては、その効果は半減してしまいます。

ですから、毎日の何気ない動作でも常に背中や足指を意識して正しい姿勢を維持することも、歩き姿勢を正すための大切な〝エクササイズ〟になるのです。

次のページからは、

●立つ

●電車のなかで立つ

●イスに座る

●パソコンに向かって座る

●スマホを操作する

という「日常のよくある動作」において、正しい姿勢を維持するために気をつけるポイントをお伝えします。普段から正しい姿勢を意識する習慣は、「歩く」という動作にも必ず好影響を及ぼしてくれるはずです。

1

「立つ」

背中の筋肉に意識を向けて

「立つ」は日常動作の基本中の基本。歩くと同様に立ち姿勢を正す際にも、背骨を支える筋肉を正しく働かせることが大事になります。

胸を張り出すよりも、本書で紹介してきた**「背中や肩まわりの筋肉（多裂筋、棘下筋）」をしっかり縮める**ことを意識して立ってみてください。背中全体で体のバランスを支えるイメージを持つといいでしょう。

正しい立ち方

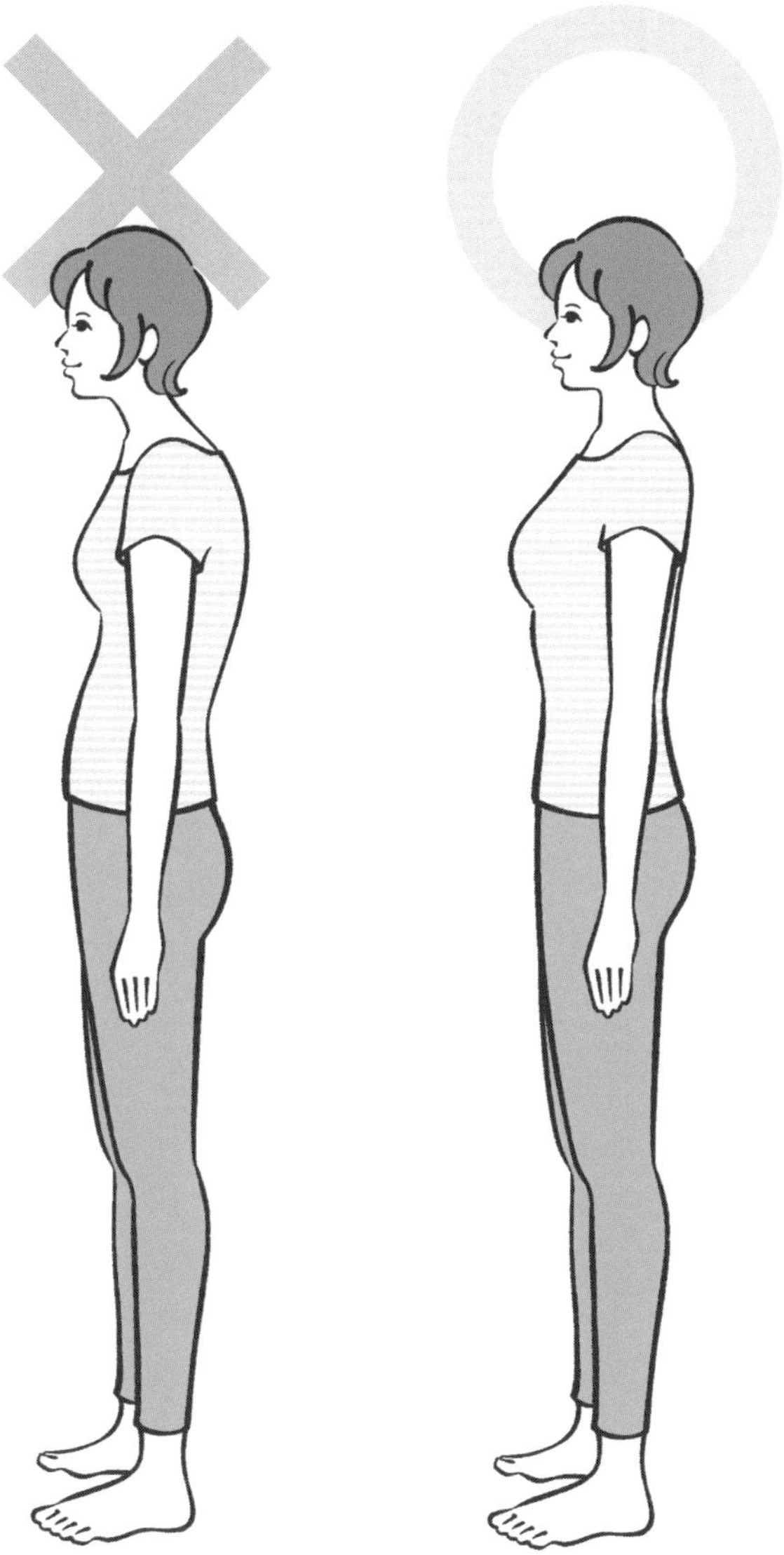

胸を張るのではなく、多裂筋を縮めるイメージで。あごが上がらないように、おなかがでないように、巻き肩にならないように意識することが大切。

2

電車のなかで「立つ」

靴のなかで指を浮かさず、やや前体重で

揺れる電車でも体のバランスを保つポイントは、**靴のなかで「足指を浮かさない」**こと。足指にしっかり体重をかけ、地面をつかむように支える意識で立ちましょう。さらに、やや前傾姿勢で重心は足指に持っていきます。

吊革につかまるときも同様の立ち方で。その際は「ねこ背&かかと重心」になりがちなので、**意識的に背中を起こして立ちましょう。**この姿勢を意識して体のバランスを維持するのは、足指の筋肉の効果的なトレーニングになります。

電車での立ち方

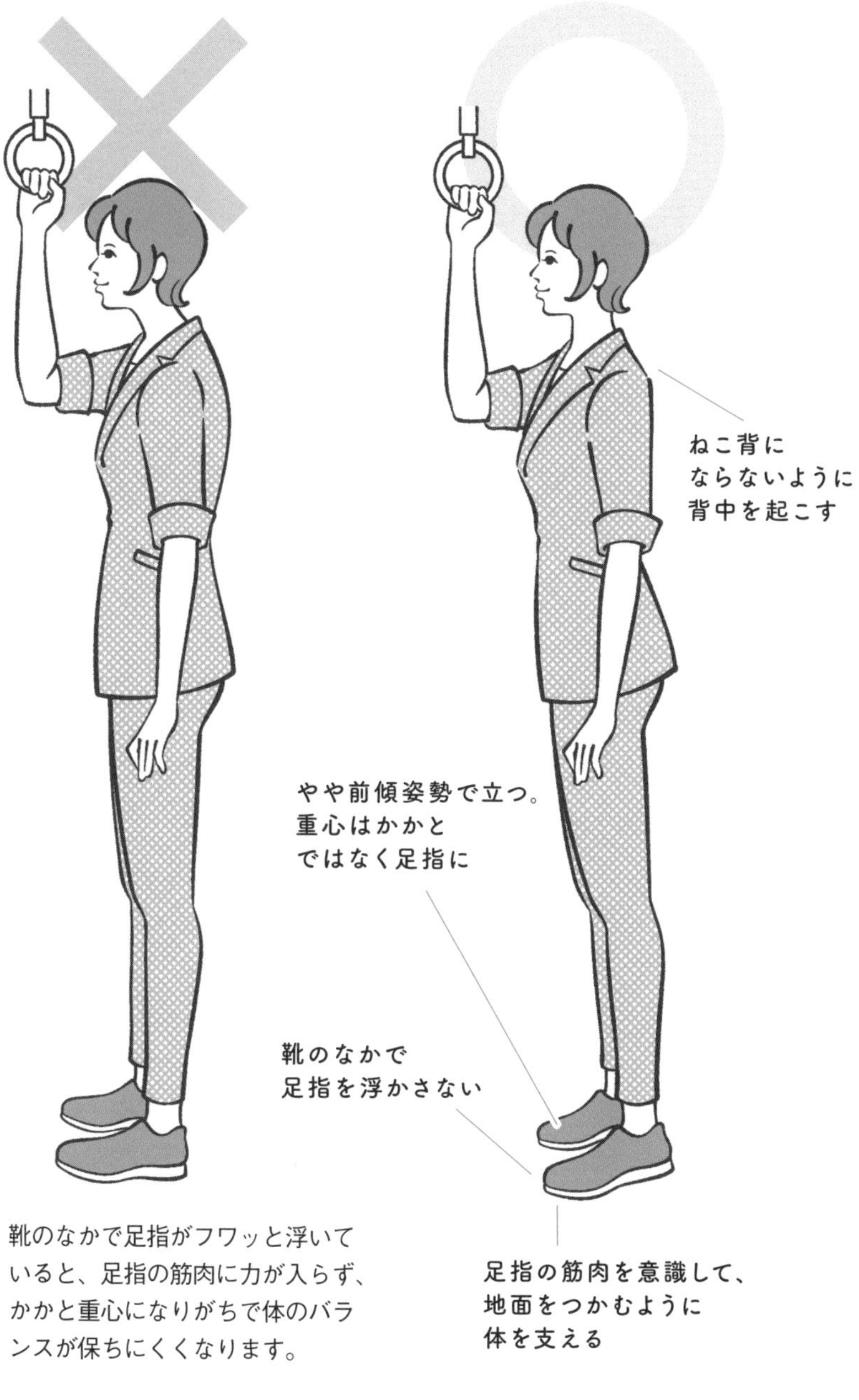
ねこ背に
ならないように
背中を起こす
やや前傾姿勢で立つ。
重心はかかと
ではなく足指に
靴のなかで
足指を浮かさない
足指の筋肉を意識して、
地面をつかむように
体を支える

靴のなかで足指がフワッと浮いていると、足指の筋肉に力が入らず、かかと重心になりがちで体のバランスが保ちにくくなります。

3

イスに「座る」

浅く腰掛けると姿勢を維持しやすい

背中が丸まった座り方は、肩こりや腰痛の要因になるだけなく、見た目にもだらしない印象を与えてしまいます。

体への負担を軽減し、なおかつ美しく座るために**心がけたいのは、まず「イスには浅め（座面の半分より前方）に腰掛け」**て、骨盤をまっすぐに立てることです。その際に、両足を少し後ろに引き、ひざの位置を股関節より低く保つようにすると、自然に背中の筋肉がはたらくようになります。

正しいイスの座り方

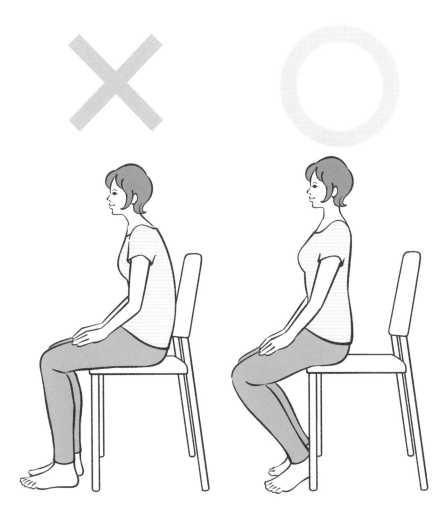

イスに深く腰を沈めて背もたれに寄りかかると楽そうに見えますが、実は逆。体が〝くの字〟になって背中が丸まり、背中の筋肉が働かずに腰や肩への負担が増してしまいます。

必ず浅めに座ることを習慣にします。骨盤をまっすぐ立てるイメージで。多裂筋を意識して、両足は少し後ろに引き、ひざの位置は股関節より低く保つ。

4 パソコンに向かって「座る」

ディスプレイを高めに設置する

デスクワークで背中が丸まって姿勢が崩れると、肩こりや腰痛の原因になります。正しい姿勢の維持には、まず前項のイスの座り方を実践し、さらに**パソコンのディスプレイを高めにセッティング**することをおすすめします。

イスに正しく座ったとき、ディスプレイ画面が「顔の真正面よりも少し上にある」のが理想。こうすれば、画面をのぞき込むときでも首を下に曲げたり、ねこ背になったりせず、姿勢の崩れを防ぐことができます。

正しいデスクワークの姿勢

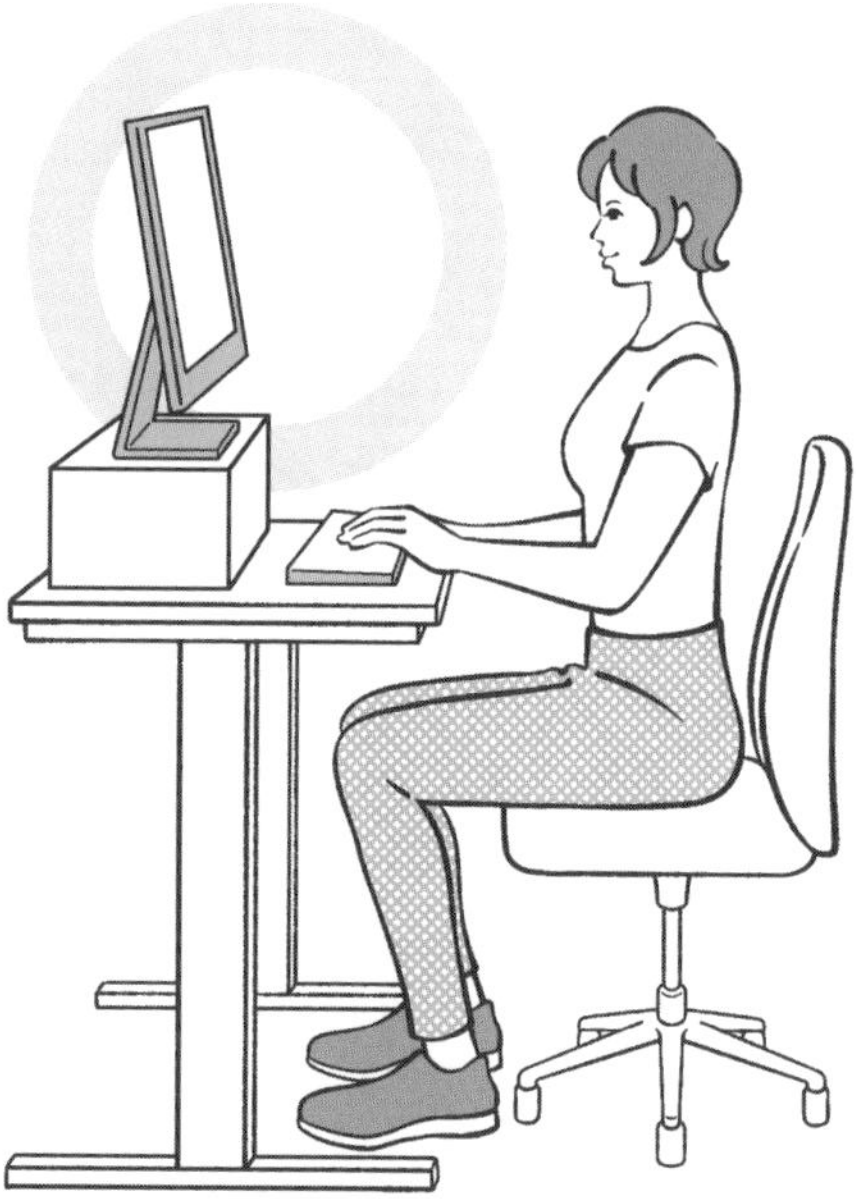

イスに浅く座り、パソコンの位置を高くする。背中がまるまらない、巻き肩にならないように維持する。首が下にまがらないように。

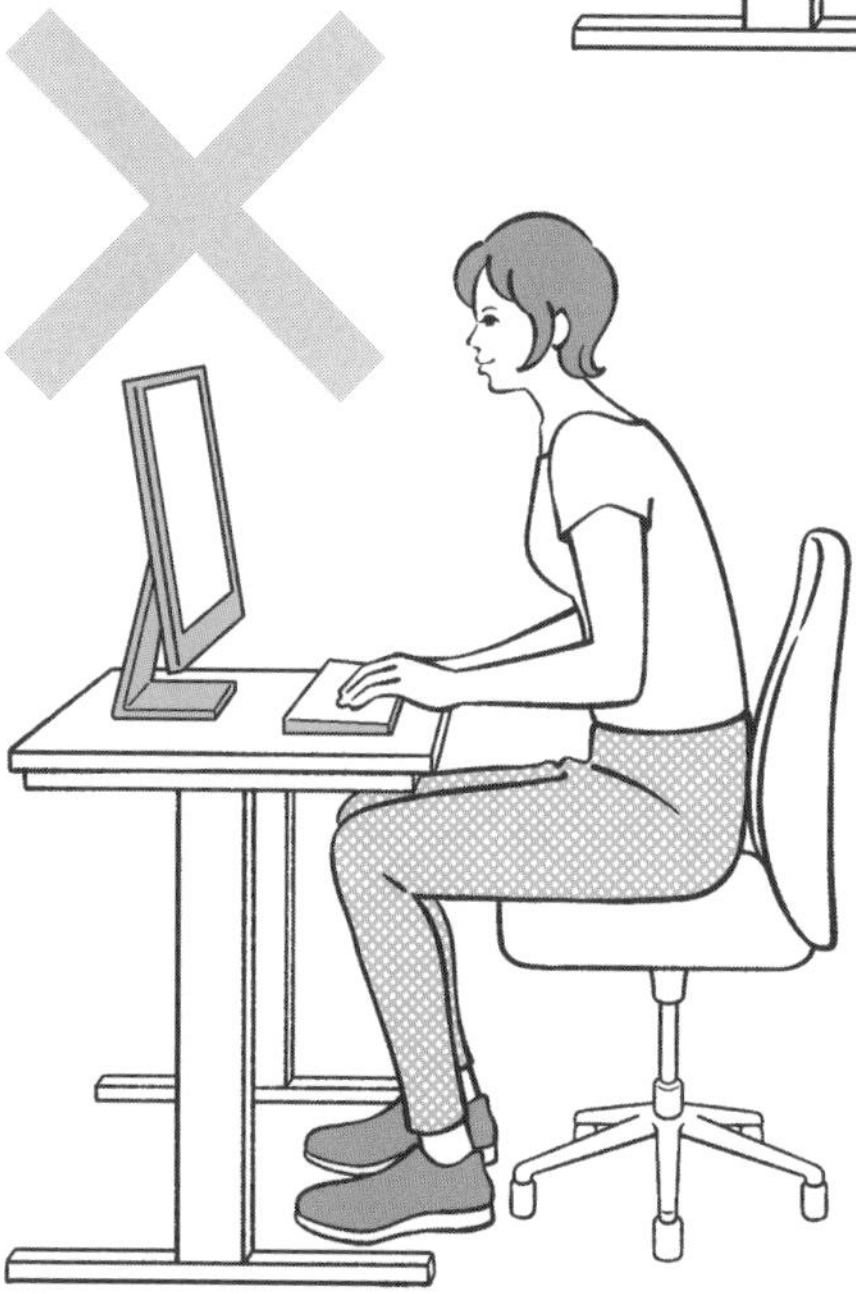

パソコン画面の位置が低すぎると、画面をのぞき込むときにどうしても背中が丸まった姿勢になってしまいます。

5

「スマホを操作」する

ひじを持ち上げて画面を高めに

長時間のスマホ使用で背中が丸まった状態は「スマホねこ背」とも呼ばれ、それが日常的になると姿勢がゆがんで肩こりや腰痛の原因にもなります。

背中の筋肉を使って姿勢をキープしながらスマホ操作をするには、**画面を高めに持ってくる**こと。スマホを持ったほうのひじにもう片方の手の甲にのせて持ち上げるようにして支え、顔の近くに画面が来るようにします。この姿勢ならスマホねこ背も、首が前に突き出るストレートネックも防ぐことができます。

正しいスマホの姿勢

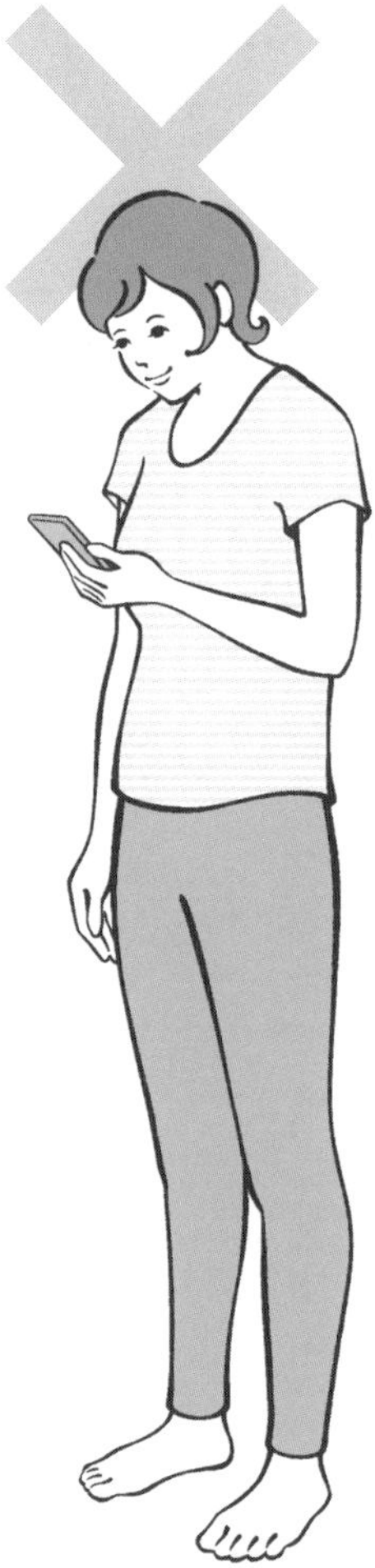

背中を丸め、顔をスマホに近づけて画面をのぞき込む姿勢では、背中の筋肉が緩んだままの状態で固定されてしまいます。また、デスクやひざの上に置いたり、寝そべったままの姿勢も、首や肩への負担が大きくなります。

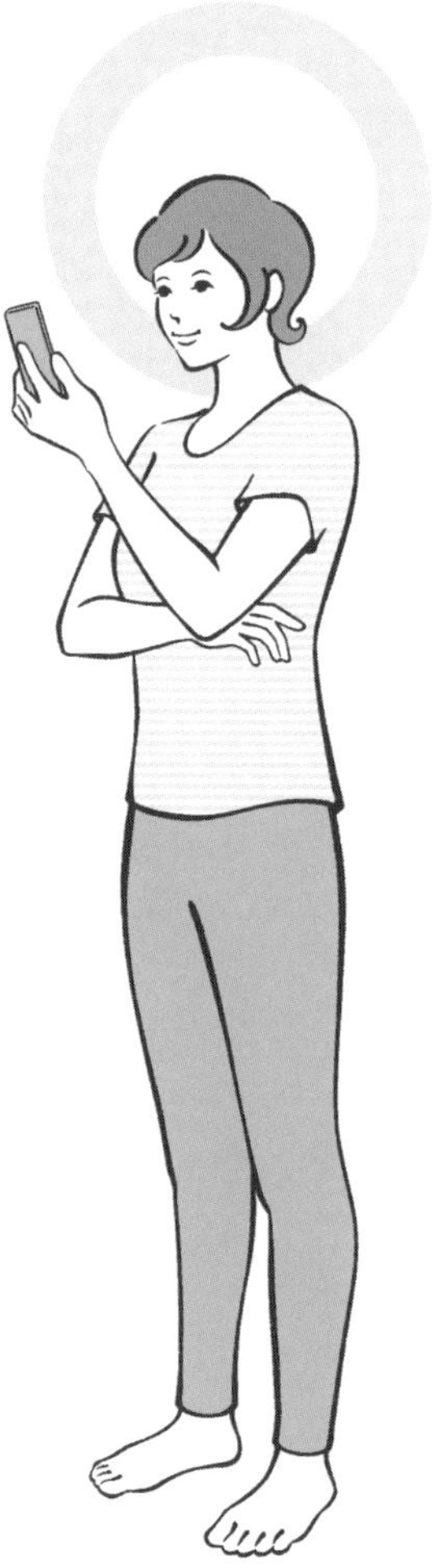

多裂筋を意識した姿勢をキープする。できるだけスマホを目の位置にあげる。首を下げないように、巻き肩にならないようにする。

おわりに

私は、2023年に開催されたラグビーワールドカップフランス大会において、堀江翔太選手、松田力也選手、坂手淳史選手といった普段から治療やトレーニングに携わっている選手たちの治療やトレーニングを行うために、フランスに滞在していました。フランス入りしてからは毎日、深夜12時から翌1時頃まで、彼らにテーピングを施すことが日課という日々を過ごしました。

その選手のなかでも長い付き合いなのが堀江選手です。彼にボディケアやトレーニングを指導し始めたのは、2015年のことです。当時の彼は、首の負傷・手術で引退の危機を迎えていたのですが、二人三脚でトレーニングに励み復活。同年のワールドカップイングランド大会では、南アフリカを破る「ジャイアント・

キリング」を果たした日本代表メンバーの一員として、素晴らしい活躍を見せてくれました。

彼は、自身の復活に至るトレーニングを通じて、**「正しい体の使い方を身につければケガをしにくくなるし、パフォーマンスも上がる」**こと、そして年齢を重ねるほどパフォーマンスが上がっていくことを最も実感してくれている選手のひとりです。

その彼とのトレーニングの中にメニューとして組み込んでいるのが、24時間歩き続ける**「24時間ウォーク」**です。

このトレーニングは、私が正しいと考える歩き方をしないと、24時間歩くことはできませんし、歩くほど体のあちこちが悲鳴をあげはじめます。この痛みは、体の特定の部位に負担がかかっているために発せられるエラーのサイン。そのエラーが出ない歩き方を身につけると、**体全体の使い方にも無駄がなくなってくる**のです。それくらい「歩き方」は重要なものなのです。

「自分のようにケガをしてからではなく、子どものときから、正しい体の使い方を身につけてトレーニングをすれば、日本のスポーツ界は大きくレベルアップするはず」という堀江選手の思いに共感し、2022年の8月から「STA（SATO TRAINERS ACADEMY）」というプロジェクトを立ち上げ、一緒に活躍してくれるトレーナーの育成を始めました。その中でも、「歩き方」に関しては時間を割き、重要なポイントとしてお伝えしています。

2023―2024シーズンをもって引退を表明した堀江選手ですが、引退後はトレーナーとして活動してくれますので、ラグビーに限らず、あらゆるスポーツにおいて彼の指導で多くのアスリートが世界に羽ばたいていくでしょう。私もとても楽しみです。

本書で紹介した「正しく歩くメソッド」には、そんな堀江選手をはじめ数多くのアスリートのパフォーマンスを支えてきた大きな実績があります。

本書を読んで、正しく歩くことの重要性とそのためのトレーニング方法をご理解いただいたら、まずは、

● ひじを後方に引く

● 足の指先から着地する

この2点を意識して歩くことから始めてみてください。それだけでも体全体の筋肉にいい影響の連鎖が生まれます。すると腰痛やひざ痛といった関節痛に効果が現れ、さらにはケガを予防することもできるようになります。

縁あって本書と出合った皆さんにとって、このメソッドが元気で痛みのない毎日を手に入れるきっかけになってくれたら、とてもうれしく思います。

2024年1月　春を待つ京都にて　佐藤義人

佐藤義人（さとう・よしひと）
1977年、北海道生まれ大阪育ち。鍼灸師、日本体育協会公認アスレチックトレーナー。高校卒業後、鍼灸師を志し資格取得。23歳で整体、鍼灸、トレーニングを施術する治療院『SATO. SPORTS』を開院する。2015年、ラグビーワールドカップ日本代表チームのメディカルスタッフとしてチームに帯同。けが人続出だった代表チームで選手の治療に当たり、グラウンドに送り出す。その施術は選手たちに「神の手」と称され、「ブライトンの奇跡」と呼ばれた南アフリカ戦での奇跡的な逆転勝利をはじめ、代表チームの躍進を支え続けた。ケガや痛みに悩む老若男女の治療に当たるほか、2022年からプロラグビー選手堀江翔太とともにトレーナー育成プロジェクト「STA（SATO TRAINERS ACADEMY）」をスタート。トレーニングが原因で起こるパフォーマンスの低下やケガを解決するメソッドと指導方法を広めている。

「歩《ある》き」を正《ただ》せば痛《いた》みが消《き》える！ ケガ知《し》らず！

神《かみ》ウォーキング

2024年1月30日　初版発行

著者　佐藤義人《さとうよしひと》
発行者　山下直久
発行　株式会社KADOKAWA
〒102-8177　東京都千代田区富士見2-13-3
電話0570-002-301（ナビダイヤル）
印刷所　TOPPAN株式会社
製本所　TOPPAN株式会社

●お問い合わせ
https://www.kadokawa.co.jp/（「お問い合わせ」へお進みください）
※内容によっては、お答えできない場合があります。
※サポートは日本国内のみとさせていただきます。
※Japanese text only

定価はカバーに表示してあります。

ISBN 978-4-04-606451-6 C0075